ullstein

Als Anja Caspary die Diagnose Brustkrebs erhält, ist der Schock zunächst riesig. Statt sich mit der Frage nach dem Warum aufzuhalten oder die Krankheit zu verschweigen, nimmt sie ihr Schicksal selbstbewusst in die Hand. Sie spricht frei und ohne Tabus über ihr Leben mit dem Krebs und trifft unkonventionelle Entscheidungen – auch gegen den Rat der Ärzte, aber immer mit der 100-prozentigen Unterstützung von Hagen, ihrer großen Liebe seit mehr als 20 Jahren. Dann erkrankt Hagen schwer. Das mutige Buch einer Frau, die zwei Schicksalsschläge bewältigen muss – und trotzdem zuversichtlich bleibt.

ANJA CASPARY, langjährige Moderatorin von radioeins (rbb), ist seit August 2015 Musikchefin des Programms. Ihr Mann war der Musiker (»Die Ärzte«) und Musikredakteur (Tip) Hagen Liebing, der im September 2016 mit nur 55 Jahren an einem Hirntumor starb.

ANJA CASPARY

IN MEINEM HERZEN STECKT EIN SPEER

Das Jahr, das alles veränderte

Ullstein

Besuchen Sie uns im Internet:
www.ullstein.de

Wir verpflichten uns zu Nachhaltigkeit

- Klimaneutrales Produkt
- Papiere aus nachhaltiger Waldwirtschaft und anderen kontrollierten Quellen
- ullstein.de/nachhaltigkeit

Die Ratschläge in diesem Buch sind von der Autorin und vom Verlag sorgfältig erwogen und geprüft worden. Sie bieten jedoch keinen Ersatz für kompetenten medizinischen Rat. Alle Angaben in diesem Buch erfolgen daher ohne jegliche Gewährleistung oder Garantie seitens des Verlags oder der Autorin. Eine Haftung der Autorin bzw. des Verlags und seiner Beauftragten für Personen-, Sach- und Vermögensschäden ist ebenfalls ausgeschlossen.

MIX
Papier
FSC FSC® C083411

Ungekürzte Ausgabe im Ullstein Taschenbuch
1. Auflage November 2021

Umschlaggestaltung: Sabine Wimmer, Berlin
Umschlagfotos: © Annette Apel
Satz: LVD GmbH, Berlin
Gesetzt aus der Granjon
Druck und Bindearbeiten: CPI books GmbH, Leck
ISBN 978-3-548-06525-0

Strip away the secrecy and the shame.
Because that is what makes us stronger.

Scarlett O'Connor in der Serie *Nashville*

Für Kim und Campbell. Danke.

Inhalt

Part 1

Un-Break My Heart

Toni Braxton

2015, KW 36

In meinem Tischkalender steht in blauem Filzstift über der Woche: »Heute beginnt der Ernst des Lebens.« Ist lustig gemeint. Zum ersten Mal werde ich fest angestellt sein. Jeden Tag acht Stunden arbeiten müssen. Festes Gehalt. Nach 26 Jahren freier Mitarbeit im Rundfunksender. Ich werde ab September 2015 Musikchefin sein. Schon bedeutsam. Ein Traumjob. Ich freue mich darauf. Vertragsunterzeichnung soll am Montag, den 31. 8., im Personalbüro sein. Ich habe mich gut vorbereitet, denn ich will noch verhandeln. Aus Prinzip.

Weil Männer so etwas automatisch tun und Frauen nicht. Weil Männer meist selbstbewusst nach oben ausreizen und Frauen immer zu servil denken: Oh, ich bekomme diesen Job, aber bin ich überhaupt gut genug dafür? Oder: Sie zahlen ja ordentlich, hoffentlich bin ich das wert. Bemerke ich solche Impulse bei mir, pole ich mich mit Absicht um. Nicht weil ich lieber ein Mann wäre, sondern weil ich Gerechtigkeitsjunkie bin. Wir leben im Kapitalismus, die Höhe des Gehalts ist ein Ausdruck von Anerkennung. Ich versuche also, in solchen Dingen immer zuerst zu überlegen, was ein Mann an meiner Stelle tun würde.

Vor dem Termin um 11:00 Uhr habe ich noch einen früheren: um 9:15 Uhr im Mammografie-Zentrum. Der lässt mich aber im Vergleich zu dem Termin danach völlig kalt. Schon ein Jahr zuvor, als ich fünfzig wurde, hat man mich zum Brustkrebsscreening eingeladen. Wird deutschlandweit jeder Frau in diesem Alter angeboten. Eine »Mammo« ist außerdem nichts Neues für mich, ich habe schon einmal eine gemacht. Mit vierzig. Meine Frauenärztin meinte, ich hätte eine »so knotige Brust, man kann da nichts tasten. Lassen Sie mal lieber ein Vergleichsbild machen für später.« Alles okay damals. Aus Erfahrung weiß ich auch, dass die Untersuchung unangenehm sein kann. Vor allem, wenn die Brüste, typischerweise kurz vor den Tagen, angeschwollen sind. Es tut weh, wenn sie dann im Röntgengerät platt gedrückt werden. Weil es also nicht nur schmerz-, sondern auch bildtechnisch ratsam ist, die Dinger im schlaffen Zustand quetschen zu lassen, habe ich den Screening-Termin im letzten Jahr abgesagt. Da waren sie gerade um eine Körbchengröße angeschwollen. Mein Mann findet diese Phasen toll, er feiert die unterschiedlichen Zustände seines Lieblingsbusens. Ich nenne mich dann gerne beim Rommé-Spielen oder Kniffeln »Hormona«, weil ich mir mit diesem Atombusen so fremdbestimmt vorkomme.

Der Mammo-Termin, den ich heute habe, passt gut. Gerade sind meine Tage vorbei und alles obenrum entspannt. Ich bin froh, dieses Screening endlich hinter mich zu bringen, denn bald werde ich sicher keine Zeit mehr für Arzttermine haben. Schließlich beginnt jetzt ja für mich der Ernst des Lebens.

8:45 Uhr. Ich hole mein Motorrad aus der Garage. Es ist warm, ich werde in Jeans und Turnschuhen nach Steglitz fahren und mich dann, vor der Vertragsunterzeichnung, noch mal schnell zu Hause duschen und umziehen. Möchte ja nicht mit vom Helm platt gedrückten Haaren im Sender auflaufen. Um selbstbewusst handeln zu können, muss ich mich wohl in meiner Haut fühlen – und schön. Finde ich mich zwar auch in Motorradklamotten, aber die meisten unbedarften Menschen haben Angst vor dem Rockerlook. Oder denken, in so etwas kann nur ein Proll stecken. Nachher soll es ein bisschen was Schickeres sein. Vielleicht ein Kleid?

Wenn ich jetzt mit dem Motorrad fahre, werde ich es trotz eines möglichen Staus auf jeden Fall schaffen, pünktlich in der Rundfunkanstalt zu erscheinen. Ich schlüpfe in meine rot-weiße Lederjacke französischer Marke, die ich seit meinem 16. Lebensjahr besitze. Seit ich mein Zündapp-Mokick fuhr. Mein großer Bruder hatte es vorgemacht, und das, was der durfte, konnte mir nicht verboten werden. Schon gar nicht mit dem Argument, ich sei ein Mädchen. Gerade die sollen unabhängig sein und nicht nachts als beleuchtetes Opfer an Haltestellen herumsitzen, hatte ich selbstbewusst gefordert. Und damit meiner Mutter den Wind aus den Segeln genommen. Sie konnte nur noch missbilligend zuschauen, wie ich zuerst den 4er-Führerschein machte, mir dann vom Ersparten eine Vespa kaufte und diese schnell mit der Zündapp austauschte, weil man die frisieren konnte und Schalten Spaß macht.

Die Moto-Cuir-Jacke ist mittlerweile obenrum etwas knapp. Damals hatte ich kleinere Brüste, vergleichbar klein waren sie später nur noch zweimal, jeweils direkt nach dem Abstillen meiner Kinder. Da hingen zwei schlaffe Säckchen am Brustkorb herunter, und ich war entsetzt in die Kantstraße zu »Korsett Engelke« geeilt, um der alten Dame mein Leid zu klagen. Dachte, in so einem Spezialladen gäbe es wenigstens korrekte Beratung. Gab es, und wie. Frau Engelke fasste zu meiner Überraschung doch tatsächlich meine Brüste an, wiegte sie prüfend in ihren Händen und sagte mit

Kennermiene: »Das kriegen wir wieder hin.« Und: »Die dürfen jetzt nicht hängen, sondern müssen liegen, dann füllen sie sich wieder.«

Tatsächlich, in den schwarzen Spitzen-Balconette-BHs mit Metallverstärkung, die sie mir verkaufte, wuchsen die Brüstchen über die Monate wieder zur vollen Pracht heran. Aber so groß wie gerade waren sie noch nie. Eigentlich habe ich immer B-Körbchen, im Sommerurlaub vor drei Wochen habe ich zwei BHs mit C-Körbchen gekauft.

Ich bin mir sicher, dass ich keinerlei Befund haben werde. Warum auch? All die bekannten Risiken, an Brustkrebs zu erkranken, treffen auf mich nicht zu. In meiner Familie gab es noch nie Brustkrebs. Ich habe zwei Kinder, die ich fast ein Jahr lang gestillt habe. Die Pille habe ich nur ganz kurz genommen, als ich 16 war. Schnell hatte ich damals gemerkt, dass sich mein Ich durch die Einnahme stark veränderte. Ich hatte plötzlich viel weniger Lust auf Sex, war launisch, und meine Handgelenkknöchel zeichneten sich nicht mehr unter der Haut ab, weil ich mehr Unterhautfettgewebe hatte. Damals lernte ich auch den Begriff »Libidoverlust« kennen, dieses Wort stand auf dem Beipackzettel unter »mögliche Nebenwirkungen«. Ich setzte die Pille sofort wieder ab. Mein Körper sollte nicht durch künstliche Hormone in eine Scheinschwangerschaft versetzt werden. Das konnte doch auf Dauer nicht gesund sein. Seither verhüte ich mit Präservativen und zuletzt mit einem elektronischen Gadget, einem Verhütungsmonitor, der Hormone im Urin misst und vor den »gefährlichen« Tagen warnt. Lieber etwas umständlich, als sich täglich mit der Pille zu verseuchen. Ein Glück, denn, wie man heute weiß, erhöhen künstliche Hormone das Thrombose-, Schlaganfall-, Herzinfarkt- und Brustkrebsrisiko. Da ich auch schlank bin, Sport mache, nicht rauche und mich gesund und vollwertig ernähre, habe ich überhaupt keinen Bammel vor der Untersuchung. Wir haben sogar seit Jahrzehnten eine Körnermühle, mit der ich Dinkel und Hafer frisch mahle, da bin ich definitiv die Einzige im Bekanntenkreis, die das praktiziert, so öko wie ich ist niemand unserer Freunde.

Und da ist noch etwas: Ich lasse immer alles raus. Fresse nie etwas in mich rein, sage immer geradeheraus, was ich denke. Auch in der Beziehung. Deshalb haben wir doch diese tolle Beziehung, Hagen und ich, weil wir miteinander sprechen. Über alles. Weil wir jedes kleinste Wölkchen zum Thema machen. Damit sich nichts aufbauscht und irgendwann ein Riesengewitter aufzieht. Das habe ich mir schon früh vorgenommen, denn ich wollte keine so beknackte Ehe wie meine Mutter und mein Stiefvater führen. So unehrlich und steif, die beiden trauten sich ja noch nicht mal, voreinander zu pupsen. Zu Hause wurde verschämt die Badezimmertür abgeschlossen, und weder Gefühle noch Probleme wurden direkt angesprochen. Meine Mutter befand sich ständig in stummer Erwartungshaltung. Dass jemand den Müll herunterbringt, der Ehemann die kaputte Lampe repariert, sie mit Blumen verwöhnt, Theaterkarten besorgt, all diese Wünsche aber sprach sie nie aus. Und weil er das Unausgesprochene nicht tat, schnappte sie ein. Dabei wusste der arme Kerl doch gar nicht, was er hätte machen sollen. »Du hast mich verletzt«, war ihr Lieblingssatz. Immer lagen bei uns deshalb schlechte Vibes in der Luft. Dann lieber alleine bleiben, davon war ich überzeugt, denn frei und eigenverantwortlich zu leben ist ja auch verlockend. Mein Ziel war: Zu zweit muss es besser sein als alleine. Und war das nicht der Fall, machte ich Schluss. Schnell. Oft gemeinerweise ziemlich rigoros, wie Carmen in Bizets gleichnamiger Oper. Ohne schlechtes Gewissen. Ich wollte einfach keine Lebenszeit mit dem Falschen vergeuden. Und dafür wurde ich im Alter von 26 Jahren mit einem Mann belohnt, den ich 25 Jahre lang Babe nennen würde, obwohl er Hagen heißt, einem Mann, mit dem das Leben sehr viel schöner ist als mit mir allein.

Mit Hagen kann ich einfach über alles reden, auch über Unangenehmes. Und wenn wir etwas voneinander erwarten, dann sagen wir uns das gegenseitig, direkt und ohne Vorwurf, denn keiner von uns kann hellsehen. Mit diesem Mann ist alles mühelos. Die verschiedensten Welten kann ich mit ihm unter einen Hut bringen: Wir können voreinander popeln und pupsen, miteinander krank sein, uns um Kinder, Arbeit, Essen und die ganze Alltagsorganisation kümmern und dennoch seit Jahrzehnten immer noch mit Zunge küssen und im Bett Spaß haben. Und nie muss ich eifersüchtig sein, weil ich weiß, dass ich für ihn die Einzige bin. Und vice versa. Schön. Damit wir uns auch bei Meinungsverschiedenheiten nicht verhalten wie unsere Eltern, haben wir uns einen Trick antrainiert, das »Zwiegespräch« aus dem Paarbuch von Michael Lukas Moeller. Die Erfolgsformel ist simpel: Man hört sich an, was der andere auszusetzen hat, und sagt … nichts. Na gut, man kann zugeben, wenn man die Argumentation des anderen versteht. Aber wenn nicht, dann sagt man es auch, allerdings ohne pampige Rechtfertigung. Mehr so nach dem Weichei-Motto: »Vielen Dank, dass du mir gesagt hast, was du fühlst. Ich habe nicht bemerkt, dass ich dir wehgetan habe. Ich sehe das ganz anders, aber ich denke darüber nach.« Im Laufe der Jahre hatten wir die Technik verinnerlicht – wir fühlten uns bei Kritik nicht gleich verletzt und rechtfertigten uns nicht reflexartig, so kam es gar nicht mehr zum Streit.

Wer so im Reinen ist mit sich selbst und seinem Partner, wer immer gerne nach Hause kommt und gar keine schlechten Schwingungen und Psychoprobleme kennt, der bekommt ja wohl niemals Krebs. Ausgerechnet meine Mutter hat mal gesagt: »Krebs bekommen nur Leute, die alles in sich hineinfressen und ihren Frust nicht rauslassen. Der wird dann zum Geschwür.«

Ich fahre also völlig angstfrei zur Mammografie, im Kopf wie immer ein Lied. Meistens singt mein Hirn beim Motorradfahren die Melodie »Un-Break My Heart« von Toni Braxton, manchmal auch »Islands in the Stream« von Dolly Parton und Kenny Rogers. Musikalisch fragwürdige Schmalzlieder, die aus einem mir unbekannten Grund tief in meinen Hirnwindungen eingegraben sind und die, obwohl ich sie seit Jahren nicht mehr gehört habe, beim In-die-Kurve-Legen plötzlich auftauchen. Ich fahre also schwungvoll und bestens gelaunt nach Steglitz, nicht ahnend, dass mein paradiesisches Leben gleich zu Ende sein würde und mir heute in einem Jahr nicht nur meine Brüste fehlen würden, sondern auch mein Babe im Sterben liegen würde. Alles durch KREBS.

I Got You Babe

Sonny & Cher

9:15 Uhr. Röntgeninstitut am Rathaus Steglitz. Die Damen an der Rezeption sind nett. Die in der Röntgenkabine auch. Beruhigend sanft sprechende, höfliche Menschen. Keine groben Schwesternsadistinnen, wie man sie manchmal früher auf Station in Krankenhäusern erlebt hat. Meine Brüste werden nacheinander ins Gerät geklemmt. Das Röntgen geht schnell, aber dann muss ich warten. Lange, scheint mir. Die beiden kommen zurück: »Wir würden gerne noch einmal die Aufnahme der linken Brust wiederholen.«

Ich finde das nicht gut. Sage es auch laut: »Wieso denn das? Ist das wirklich nötig? Ich habe doch gar nicht gewackelt!« Erkläre auch, warum ich dagegen bin: »Röntgenstrahlen machen doch Krebs, für meine Gesundheit wäre es besser, nicht noch einmal zu röntgen!« Mir fällt nicht auf, dass die beiden betreten wirken.

»Die Ärztin hätte noch gerne einen Bereich abgebildet, der bei der ersten Aufnahme nicht erfasst wurde.« Sie lassen nicht locker, na gut.

Alle zehn Jahre kann ich mich auch mal mit Strahlen verseuchen lassen. Es wird noch einmal eine Aufnahme der linken Brust gemacht. Diesmal geht es schneller, und kurz darauf rauscht die flotte dunkelhaarige Ärztin mit den Aufnahmen herein und erklärt mir irgendwelche hellen Punkte als Mikroverkalkungen. Macht mich nicht misstrauisch. Habe das Wort noch nie gehört. Im Alter verkalkt doch so einiges – die Arterien, das Hirn, warum nicht auch die Brust. Ich bin schließlich fünfzig, längst nicht mehr taufrisch. Das weiß man doch: Ab dreißig geht es schleichend bergab mit dem Körper, und spätestens ab Mitte vierzig grüßen im Spiegel die welke Haut am Bauch, der leicht hängende Busen, der Winke-Unterarm, ich bin fast belustigt über die Mikroverkalkungen. Wir gehen nach nebenan zum Ultraschall. Sie beschallt lange. Links und rechts, rechts und links. Dann sagt sie: »Sie haben einen Knoten.«

Bin immer noch unerschüttert: »Das ist bestimmt eine Verhärtung vom Stillen damals«, sage ich, »rechts hatte ich nämlich eine Brustdrüsenentzündung.« Ich bin mir einfach sicher, dass da nichts sein kann.

Sie sonografiert stumm weiter, ewig scheint mir, bis sie irgendwann den Stab zurückstellt, mich fest anschaut und sagt: »Es sieht aus wie Brustkrebs. Sie haben in beiden Brüsten einen Befund.«

Ich bin wie vor den Kopf geschlagen. Mein Mund öffnet sich, wortlos. Ich schließe ihn wieder. Setze mich langsam auf. Bekomme Papiertücher zum Abwischen des Ultraschallgels. Ihr Satz rotiert in meinem Kopf. Ich habe Krebs. Ich habe Krebs? Alles ist unwirklich. Die, die hier sitzt, bin das überhaupt ich? Bin stumm und taub. Ich komme mir so klein vor. Wie ein Kind. Ich glaube, meine Füße berühren den Boden nicht und baumeln von der Pritschenkante herab. Da sitze ich nun, so klein, meine Augen füllen sich mit Tränen. Habe ich wirklich Krebs?

Sie ist sehr nett, man merkt, dass ich ihr leidtue. Schon erstaunlich, denn sie erlebt das bestimmt jeden Tag und Hunderte Male im Jahr.

»Natürlich muss man noch abklären«, sagt sie, »ob es wirklich Malignome sind, und eine Biopsie machen, eine histologische Untersuchung. Aber auf der linken Seite ist es ziemlich sicher bösartig. Haben Sie einen guten Arzt?«

Habe ich? Ich weiß nicht, ich kann nicht denken.

Scheiße.

Ich soll Krebs haben? Krebs. Krebs. Krebs. Das bedeutet, ich sterbe bald. Das ist doch viel zu früh.

Ich habe Brustkrebs und fühle mich vollkommen gesund. Wie kann das sein? Krank diagnostiziert zu werden, obwohl man sich vollkommen gesund fühlt, ist abstrus. Vor zwanzig Minuten war ich noch das blühende Leben, und jetzt bin ich todkrank? Was ist das für eine Krankheit, die sich nur auf Monitoren abbildet und keine Symptome macht? Ich fühle mich wie immer. Mein Körper ist derselbe. Nirgendwo ist eine Beule, er sieht aus wie davor. Aber in meinen beiden Brüsten sind fiese Geschwüre? Knoten, die meine Brüste zerfressen und ihre tödlichen Samen überallhin streuen? Ich bin wie betäubt. Bekomme nichts mehr mit. Kann nichts sagen.

Anfang des Jahres hat mich doch die Frauenärztin abgetastet, da gab es keinerlei Befund. Ich selbst habe auch nichts gefühlt, wenn ich beim Duschen mit eingeseiften Händen meine Brüste geknetet habe. Da war nur das übliche Geschnurpse, nichts auffällig anderes. Ob sie sich irren? Vielleicht ist es ein Fehlbefund? Aber das Mitleid in ihren Augen ist real und spricht eine andere Wahrheit.

Sie redet mit mir, artig nicke ich, höre aber gar nicht hin. Ich bewege mich wie ein Automat, mache, was man mir sagt. Ich ziehe mich wieder an. In meinen Händen sind irgendwelche Zettel. Haben die Sprechstundenhilfen etwas zu mir gesagt? Ich frage nicht nach. Ich will nur weg. Ich will hier nicht vor aller Augen zusammenbrechen. Offenbar verabschiede ich mich normal, denn man lässt mich unbehelligt gehen. Als sei ich zurechnungsfähig und im Besitz meiner Kräfte. Bin ich überhaupt nicht. Als ich meinen rotgelben Cross-Helm in der Garderobe liegen sehe, kommt mir alles noch absurder vor. Der Helm soll mir gehören? Dieses schreiend bunte Stück Plastik, dieses Insignium von Spiel und Spaß? Jemand mit Krebs hat doch nicht so einen Helm! Jemand mit Krebs ist doch halb tot und liegt im Bett.

Dann stehe ich auf dem Bürgersteig vor meinem Motorrad. Ich sehe nichts, meine Augen sind voller Tränen. Ich weiß, dass ich jetzt ganz bestimmt nicht fahren sollte. Nicht nur wegen des Schleiers vor den Augen, auch wegen meiner seelischen Verfassung. Ich bin im Schockzustand. Da ist doch die Teilnahme am Straßenverkehr viel zu gefährlich. Aber halt, welche Gefahr soll das sein? Dass ich einen Unfall habe und sterbe? Ha, ha, ha. Das ist doch gar keine Bedrohung mehr. Was bedeutet schon Gefahr, wenn man Krebs hat.

Nichts, was vorher von Bedeutung war, ist es noch. Ich denke an mein Babe, an meine Kinder, wie leid sie mir tun, wenn ich es ihnen erzählen werde. Wie wird Hagen reagieren? Wir waren uns doch so sicher, dass wir zusammen alt werden. Ich dachte, ich würde hundert werden. Die Spielsachen unserer Kinder habe ich aufgehoben und für die Enkel in spe auf dem Dachboden verstaut. In Kartons mit Beschriftung. Ich habe mir schon die Freude vorgestellt, sie eines Tages vor neugierigen Kinderaugen wieder auspacken zu können: die Brio-Eisenbahn, das Piratenschiff, die Playmobil-Pyramide, die bunten Bauklötze, die Baby Born mit Wiege und Pferd, die Hot Wheels, Gogos, Yu-Gi-Oh!-Karten. Und jetzt erlebe ich keine Enkel mehr. Wie wird unsere Tochter reagieren? Was weiß sie überhaupt von Krebs, sie ist doch erst dreizehn. Und unser 21-jähriger Sohn – der ist gerade in Korea und arbeitet auf einer Weinmesse, dem kann ich es ja wohl schlecht am Telefon erzählen. Wann sag ich es ihnen überhaupt? Irgendwann später. Nicht jetzt, wo mein Gehirn noch halb betäubt und die Wahrheit zu groß zum Verstehen ist. Ich kann hier auf dem belebten Bürgersteig neben meinem Motorrad nicht denken, nicht agieren. Ich muss etwas tun, aber weiß nicht, was. Aber hier stehen bleiben will ich auch nicht. Nach einem Moment gebe ich mir einen Ruck. Ich entscheide, dass ich erst einmal einfach weitermache. So, wie geplant. Ich hatte etwas vor, und das führe ich jetzt durch. Also setze ich mich aufs Motorrad und fahre auf die Stadtautobahn. Weinend.

Zu Hause verbiete ich mir, irgendjemanden anzurufen. Ich dusche mich. Und weine. Und verbiete mir zu weinen, damit ich nicht aussehe, als hätte ich geweint. Ich entscheide mich für ein weißes Kleid, benutze Mascara und Lippenstift. Mehr nicht, meine Wangen sind schon gerötet – meine Augen glänzen. Nur ich weiß, warum. Die Fahrt zum Sender geht schnell. Während ich die Masurenallee überquere, strecke ich mich innerlich nach meinem alten Ich aus: Wie würde ich mich in diesem Moment fühlen, ohne das Wissen um den Krebs? Wie würde ich mich bewegen, was würde ich denken, wenn ich nicht wüsste, was los ist? Wie wäre ich gestern über diese Straße gegangen? Um zu funktionieren, muss ich es schaffen, mein altes Ich anzuzapfen. Wird es mir gelingen? Ich verbiete mir, über den Krebs nachzudenken, verbiete mir Gedanken wie: Wozu soll ich jetzt noch was Arbeitstechnisches verhandeln, wenn es mich eh bald nicht mehr gibt. Diese Gedanken ploppen auf wie Wolken – ich wische sie weg. Wie beim Meditieren.

Und es funktioniert: Ich verhandele eloquent und charming mit dem Leiter der Personalabteilung, verkaufe mich gut und so plausibel, dass die Konditionen noch verbessert werden. Ich unterzeichne den veränderten Vertrag. Bin ganz locker, mache Scherze und bin dennoch nicht die alte. Ich beobachte mich nämlich staunend selbst. Als wäre ich eine Kamera oben rechts in der Ecke. Wie kann ich so mühelos gut gelaunt sein? Und das nicht gekünstelt, sondern wie früher. Wieso geht das noch, obwohl ich doch die schreckliche Diagnose erfahren habe? Verdränge ich die Realität? Nein, sonst würde ich mich doch nicht über mich selber wundern. Jetzt weiß ich es: Ich bin zwei. Zwei verschiedene Anjas. Die alte freie, glückliche und die neue mit der schweren schwarzen Last. Ich kann beide zugleich sein. Bin ich eine gespaltene Persönlichkeit, bin ich schizophren? Darf ich den Bürobau überhaupt so erleichtert und beschwingt verlassen, wie ich es tue? Morgen beginnt für mich der neue Job. Darüber darf ich mich doch freuen. Aber es freut sich nur ein Teil von mir, und der tut es unter einer Käseglocke, weil der andere dunkle Teil mitschwingt. Die Freude kommt nicht überall im Körper an. Ich changiere hin und her, ändere meine Stimmungsfarben wie ein Chamäleon. Fahre nach Hause, sacke zusammen, stiere stumpf vor mich hin. Wattegefühl. Die Welt ist verlangsamt, es fühlt sich an, als wäre ich nach einer OP eben im Aufwachraum zu mir gekommen. Was tue ich jetzt? Was will ich zuerst machen?

Ich weiß, es ist bestimmt egoistisch und unpassend von mir, meinen Mann auf der Arbeit anzurufen. Er sitzt total beengt in einem Großraumbüro in Kreuzberg, sie sitzen sich fast gegenseitig auf dem Schoß. Womöglich hören alle anderen jedes Wort von mir? Auf jeden Fall bekommen sie seine Reaktion mit. Vielleicht muss er weinen? Soll ich warten, bis er um fünf nach Hause kommt?

Aber dann wird er so glücklich um die Ecke biegen, mein Gesicht sehen und sich erschrecken, ich sollte ihn vorwarnen. Er ist doch mein Babe. Der tollste Mann ever, für mich geschaffen. Er muss es doch als Erster wissen. Umgekehrt würde ich das auch erwarten. Ich rufe Hagen beim *TIP Magazin* an. Er nimmt sofort ab und meldet sich mit seinem Vornamen: »*TIP Magazin* – Hagen.« Macht er immer so. Keine spießigen Höflichkeitsfloskeln, kein Nachname, immer Rock 'n' Roll, in seinem Fall Punk. Denn er war einer. Einer der ersten von West-Berlin. Eigentlich war er schon Punk in den Sechzigern, als er in einem blauen Müllsack in die Schule ging. Die Story kenne ich auch von seiner Mutter. Es fiel ihm nicht schwer, die spießigen Eltern zu schocken. Später lief er mit rot und blau gefärbtem Iro herum … bei seinem Upbringing galt das schon als krasser Affront. So zurückhaltend und soft er zu sein scheint, in Hagens Brust pocht ein großes aufsässiges, gerechtigkeitsliebendes, anarchistisches Punkerherz.

Und das werde ich jetzt brechen. Müssen.

»Babe, ja, ich hab unterschrieben. Ja, ich hab sogar noch was Besseres rausgehandelt. Aber der Termin zur Mammografie war scheiße. Sitzt du? Kannst du sprechen? Es ist … ich bin so traurig … sie sagen, ich habe Krebs. Brustkrebs. In beiden Brüsten! Was soll ich denn jetzt machen?«

Hagen ist geschockt.

Ich heule: »Babe, Krebs in deinen Brüsten! Die du so liebst! Ich hasse sie jetzt. Diese Verräter.«

Hagen bleibt ruhig. So ist er immer. Sagt, dass es bestimmt eine Lösung gibt und er sofort nach Hause kommt. Das beruhigt mich. Dann bin ich nicht mehr alleine mit dem Scheißkrebs. Ich lege auf. Mein Babe wird kommen. Ich nenne ihn so, und er nennt mich so.

Seit 1991. Als wir uns ineinander verliebt haben, haben wir uns gegenseitig Kassetten mit unseren Lieblingsliedern aufgenommen. Wir nannten sie auch Kassetten, nicht wie spätere Generationen *Mixtapes*. »I Got You Babe« von Sonny & Cher war auf einer seiner Kassetten. Das blieb an uns kleben. Komisch, dass es unseren Kindern nie seltsam vorgekommen ist, dieses ständige Ge-Babe-se.

Ich höre auf zu weinen. Atme tief durch. Es ist hell, mitten am Tag. 14:00 Uhr. Die Sonne scheint. Alles so unschuldig, so normal. Aber in mir ist nichts mehr normal. Nie wieder. Sehe mir die Zettel an, die mir in die Hand gedrückt wurden. Es ist ein Zwei-Seiten-Brief an meine Frauenärztin. Da steht: »Verdacht auf Mammakarzinom links 1 Uhr. Unklarer Herdbefund rechts 9 Uhr, auch hier ist ein Malignom nicht auszuschließen.«

Ich habe keine Probleme, Ärztedeutsch zu verstehen. Ich bin schließlich ausgebildete Krankengymnastin oder, wie man heute sagt, Physiotherapeutin. Ich habe jahrelang lateinische medizinische Begriffe benutzt, habe in Krankenhäusern mit Patienten gearbeitet. Ich weiß, dass »maligne« bösartig heißt und ein Karzinom eine Krebsgeschwulst ist. Ich ziehe das Kleid aus und taste meine Brüste ab. Ganz genau, jeden Zentimeter. Kann nichts finden, was anders wäre als sonst. Ja, da ist das knotige Gewebe, aber das war schon mein ganzes Leben lang da. Ob sich das bei anderen Frauen auch so anfühlt? Ich weiß es nicht, ich habe noch nie die Brüste einer anderen Frau abgetastet. Sollte ich das jetzt überhaupt tun – an meinen Brüsten herumdrücken? Am Ende verteile ich den Krebs auch noch? Wie doof bin ich eigentlich, wieso weiß ich rein gar nichts darüber? Ich weiß ja weniger über meine Krankheit als über Aids, dabei ist Krebs viel häufiger.

Die Ärztin empfiehlt in dem Brief eine »histologische Klärung des Befunds«. Es müssen also Proben entnommen werden, die jemand in der Histologie zwischen die Glasplättchen unters Mikroskop legt. Diese Person schaut dann nach, ob das Gewebe wirklich bösartig ist. Wie sehen wohl entartete Zellen aus?

Diese Gedanken wecken mich auf. Ich kriege einen Adrenalinschub, habe das Gefühl, ich muss jetzt schnell handeln. Das Böse in mir wächst jede Minute! Es muss weg, bevor es metastasiert und mich von innen auffrisst. Wenn es das nicht schon getan hat. Plötzlich habe ich Panik, dass mir die Zeit davonläuft. Vielleicht muss ich nicht sterben, vielleicht kann ich gerettet werden, wenn der Krebs schnell entfernt wird. Schnell, ich muss schnell reagieren. Nehme mir Zettel, Stift und Telefon und gehe nach draußen in den Garten. Ich brauche frische Luft. Hocke mich auf den Boden und wähle Hillas Nummer.

Rising

Lhasa de Sela

Hilla ist meine älteste Freundin. Ich kenne sie länger als Hagen. Als ich 1987 nach Berlin kam, um mein Anerkennungsjahr als Krankengymnastin im Uniklinikum Westend zu machen, war sie meine Vorgesetzte. Für mich war es Liebe auf den ersten Blick. Wie sie aus einem der efeuumrankten Fenster des Backsteingebäudes aus dem ersten Stock auf mich hinunterblickte und lachte, dieses Bild werde ich nie vergessen. Die zehn Jahre ältere Blondine mit der Brigitte-Nielsen-Frisur war eine Erscheinung. Hochgewachsen, energetisch, strahlend, sportlich und immer gut gelaunt. Keine protestantisch-miesepetrige Kleingeist-Westberlinerin, sondern ein *Star.* Eine Frau mit einer Wahnsinnsaura. Ich lernte nicht nur viel von ihr, wir hatten gemeinsam als Physiotherapeutinnen viel Spaß auf den Stationen, und ich war beeindruckt von ihrer Effektivität und ihrem mitreißenden Schwung: Kein Patient konnte ihr etwas abschlagen, niemand ihrer Motivation entgehen. Wenn Totgeweihte zur Überraschung der Ärzte auf den Gängen entlangschlurften, war garantiert Hilla im Spiel. Diese Frau holte jeden aus dem Bett.

Obwohl ich nur ein Jahr mit ihr in der Klinik arbeitete und danach ausstieg, um Journalistin zu werden, blieb unsere Freundschaft bestehen. Wir teilen auch die Leidenschaft für Musik, für Sängerinnen. Von *Felt Mountain,* dem ersten Album von Goldfrapp, und seinem cinemaskopischen Breitwandsound waren wir beide hingerissen. Auch Lhasa de Sela habe ich durch Hilla kennengelernt, die Sängerin aus Montréal, die 2009 ihr erstes englischsprachiges Album *Lhasa* veröffentlichte, ein unglaublich intensiv-trauriges Album. Ob sie bei den Aufnahmen schon wusste, dass sie krank war? Lhasa de Sela starb 2010 im Alter von 37 Jahren.

An Brustkrebs.

Hilla hatte auch Brustkrebs. Zehn Jahre vor mir. Sie ist die Einzige, die ich kenne, die Brustkrebs hatte. Mit fünfzig. Zweimal. Alles, was ich bis zu meiner eigenen Diagnose über Brustkrebs weiß, stammt von Hilla. Ihr Krebsgeschwür saß in der rechten Brust, es wurde herausoperiert, danach kam die Bestrahlung. Weil der Krebs noch nicht in die Lymphknoten gestreut hatte, war keine Chemotherapie nötig, aber die Strahlentherapie erschien mir schon schlimm genug. Ihr gesamter Oberkörper war mit Edding-Linien bemalt, um das Bestrahlungsgerät daran auszutarieren. Ihre wunderschönen Brüste kamen mir entweiht vor, verseucht, krank. Ich konnte mir partout nicht vorstellen, wie ihr neuer Lover diese Brüste beim Liebesspiel kneten konnte. Was das für ein unsensibler Typ sein musste, dass er mit einer krebskranken Frau schlafen konnte. Es war mir ein Rätsel.

Aber weil sie meine beste Freundin ist, interessierte mich auch ihr Krebs. Und ich lernte, dass es neben dem Operieren und Bestrahlen noch zwei weitere Behandlungsmethoden gibt: die Einnahme von zelltötenden Medikamenten (Chemotherapie) und von hormonunterdrückenden Medikamenten (Antiöstrogene). Brustkrebs ist meist östrogenaffin, das heißt, Östrogene lassen ihn wachsen. Hemmt man diese, unterdrückt man auch das Tumorwachstum. Hilla bekam Tamoxifen verordnet, was sie über Nacht ins Klimakterium stürzte. Seit den Siebzigern bekommen 80 Prozent aller Brustkrebspatientinnen Antiöstrogene wie Tamoxifen verabreicht, das von einem britischen Chemiekonzern entwickelt wurde, der auch Xyladecor (Holzschutzlasur), Hammerite (Metallschutzlack) und Dulux-Farben herstellt. Milliarden muss diese Firma verdient haben, und ihre jetzigen Besitzer tun es noch. Den Frauen wird erzählt, sie seien durch das Mittel vor einem Rezidiv geschützt.

Hilla bekam dennoch nach vier Jahren erneut Brustkrebs. Diesmal links. Wieder dieselbe Prozedur: OP, Bestrahlung, Antiöstrogene. Diesmal angeblich sanftere, sogenannte Aromatasehemmer.

Doch sie hatte Probleme mit dem Teufelszeug: Die Antihormone ließen sie nicht mehr schlafen. Sie fühlte sich wie ein Zombie, war immer müde. Ihr Tag-und-Nacht-Rhythmus kam völlig durcheinander. Ihre Knochen entkalkten. Sie konnte nicht mehr joggen, konnte kein Hardcore-Yoga mehr mit mir machen. Aus der sportlichen Überfliegerin, mit der ich einst beim Aerobic in Sydne Romes Studio am Ku'damm Eimer von Schweiß verloren habe, ist eine Spaziergängerin und Fahrradfahrerin geworden. Die durch die Antihormone herbeigeführte Osteoporose ließ ihre Wirbelkörper zusammensacken, sie hat permanent Rückenschmerzen. Aber sie lebt. Und ist noch immer gut gelaunt.

Ich rufe Hilla an. Sie bleibt ruhig, ist zwar überrascht, dass ich beidseitig befallen bin, aber macht mich nicht durch Mitleid weinerlich. Sondern diktiert mir nüchtern und praktikabel, was zu tun ist. Ich soll sofort ihren Arzt anrufen. Den alten Doktor, den Brustspezialisten. Er sei speziell, aber berühmt, er sei der beste. Zum

Termin müsse ich den Befund mitnehmen. Er werde dann eine Biopsie bei mir machen, also befallenes Gewebe aus meinen Brüsten herausstanzen und untersuchen, ob es sich wirklich um bösartige Tumore handelt. Sie gibt mir die Telefonnummer. Verspricht, später noch mal anzurufen, aber nun solle ich schnell handeln. Halb betäubt, aber ein My zuversichtlicher wähle ich die Nummer ihres Arztes. Meine Stimme ist flach und kleinmädchenhoch vor lauter Anstrengung, nicht zu weinen. Ich bekomme von der freundlichen Sprechstundenhilfe einen Termin für den nächsten Tag um 17:30 Uhr.

Als Hagen nach Hause kommt, kann ich endlich loslassen. Und weinen. Aber sein Schock und seine große Angst um mich, die ich in seinen Augen und seiner Fahrigkeit lese, lassen mich die Kontrolle zurückgewinnen. Wir können uns doch nicht gegenseitig in eine Hysterie hineinmanövrieren. Noch bin ich ja nicht tot.

Habe ich Angst vor dem Tod? Ja. Ich habe Angst davor, nicht mehr hier zu sein. Das Sterben macht mir keine Angst, ob es wehtut, ist mir egal. Aber ich will hier auf der Erde bleiben. Unbedingt. Ich will leben. Noch lange. Will meine Kinder groß werden sehen, meine Enkel erleben. So wie es meinen Eltern und meinen Großeltern und Hagens Eltern und überhaupt normalerweise allen vergönnt ist. Ich will nicht so jung sterben. Ich will keinen Krebs haben.

»Zum Glück ist es früh entdeckt worden«, sagt Hagen immer wieder und deutet damit an, woran auch ich glauben will: dass ich Chancen habe zu überleben. Vielleicht sogar, vom Krebs geheilt zu werden? Obwohl noch keine Gewebeproben entnommen wurden und wir noch nichts mit 100-prozentiger Sicherheit wissen, zweifelt keiner von uns die Röntgen- und Ultraschalldiagnose an. Zu sicher war sich die Ärztin, zu deutlich ihr Befund. Still sitzen wir nebeneinander auf dem Sofa. Seinen Arm hat er um mich gelegt. Ganz eng. Küssen ist jetzt fehl am Platz, wir sind wie vor den Kopf gestoßen. Als unsere Tochter von der Schule kommt, in all ihrer sorglosen Ahnungslosigkeit, reißen wir uns aus der Dumpfheit und funktionieren wieder. Mein Babe kocht das Abendessen, ich stelle meine Musiksendung zusammen. So wie immer, als ob nichts geschehen sei. Dabei hat gerade ein großes tektonisches Erdbeben unser Familiengefüge erschüttert. Es ist noch zu früh und zu frisch, es dem Kind zu erzählen, wir haben es selbst noch nicht verdaut. Und ich muss zur Arbeit.

Ich fahre um 20:00 Uhr in den Sender und mache meine Zwei-Stunden-Sendung. Keiner merkt, dass hier eine andere sitzt als letzte Woche. Außer mir, denn die Käseglocke ist wieder da, das Gefühl der Unwirklichkeit.

Das ich auch am nächsten Tag nicht abstellen kann. Es ist der Morgen meines ersten offiziellen Arbeitstages. Er beginnt mit einer »Amtseinführungsparty« im Versammlungsraum, den ich noch schnell mit Luftschlangengirlanden schmücke.

1. September 2015: Die neue Musikchefin lädt zum Frühstück ein. Lacht und scherzt. Wenn sie alle wüssten … Ich bin nur halb anwesend, denn ich fiebere dem Termin am frühen Abend entgegen. Mit einer Mischung aus Angst und Ungeduld.

So 'ne kleine Frau

Silly

Die Praxis der Koryphäe ist schick und altmodisch zugleich. Im Wartezimmer stehen lederne Loungesessel, fast überdimensioniert. Als ich mich setze, versinke ich in ihnen und fühle mich ganz klein, dabei bin ich 1,73 m groß. Ist das Absicht? Soll man sich in diesen weichen Ohrensesseln wie ein hilfloses Kind fühlen? Ich stehe wieder auf und schaue mir die Prospekte an, es sind Werbeflyer für Kopftücher. Mir wird heiß. Würde ich so aussehen wollen? Vom Kopftuch als Krebspatientin gezeichnet? Würde ich eine Chemotherapie haben wollen? Eine Behandlung, bei der alle Haare ausfallen und jede Zelle des Körpers mit Chemikalien vergiftet wird? Könnte ich es aushalten, schlapp und energielos vor mich hin zu vegetieren, voller Fatigue, weil alle Körperzellen beschossen werden, auch die gesunden?

Nein. Ich glaube nicht. Denke an Tamara Danz, die Sängerin und Texterin von Silly, die Frau mit den wild toupierten Haaren. Sie hatte Brustkrebs und wollte keine Chemo, gestorben ist sie mit 41 Jahren. Wie oft habe ich Leute sagen hören: »Sie hat ja auch die Chemotherapie verweigert.« Als wäre das ein Grund für ihren frühen Tod. So ein Quatsch. Wenn Krebs metastasiert hat, dann wird ihn auch eine Chemo nicht mehr vernichten. Vielleicht für eine gewisse Zeit aufhalten, aber diese teuer erkaufte Zeit von ein paar Wochen oder Monaten ist dann geprägt von großer Erschöpfung und Krankheitsgefühl, hervorgerufen durch die chemischen Zellgifte. Meiner Meinung nach hat Tamara Danz es richtig gemacht und im Vollbesitz ihrer Kräfte bis zum Ende gelebt. Ich stehe im Wartezimmer und habe offenbar gerade eine Entscheidung getroffen, tief in mir drin.

Ich ignoriere die Musik, die leise läuft, vielleicht ist es Paradiso oder Klassik Radio, irgendeine belanglose Tapete. Im hölzernen Zeitschriftenregal finde ich neben den bunten Magazinen auch einen Fotoband mit dem Titel *Amazonen*. Viele Frauen sind darin oben ohne oder ganz nackt abgebildet, alle sind brustamputiert. Meist einseitig. Es sieht abstoßend aus, wenn eine einzige Brust so alleine herumhängt, während auf der anderen knochig-flachen Seite eine lange Narbe prangt. Manchen fehlen sogar beide Brüste, was wegen der Symmetrie besser aussieht. Wenn sie schlank sind, hat es sogar etwas Ästhetisches, passend zum Buchtitel. Ich bin erschrocken, wie jung manche Frauen aussehen. Früher war Brustkrebs doch eine Erkrankung alter Frauen, ich komme mir mit fünfzig schon jung vor, aber in diesem Buch sind noch viel jüngere Frauen versammelt. Zum ersten Mal sehe ich mir bewusst brustamputierte Frauen an. Die Fotos faszinieren mich. Es dauert nicht lange, und ich werde aufgerufen. Ich klappe das Buch zu und stelle es zurück. Habe ich hier schon wieder unbewusst eine Entscheidung getroffen?

Ich gehe ins Behandlungszimmer. Soll mich frei machen und hinlegen. Der Arzt sieht freundlich aus, vertrauenerweckend, Typ kompetente Großvaterfigur. Erklärt mir, dass er nun Gewebeproben entnehmen wird, die dann zur mikroskopischen Abklärung eingeschickt werden. »Erst nach dieser Untersuchung wissen wir sicher, ob es Krebs ist und, wenn ja, welcher Art.« Er zieht eine Spritze auf, sagt, er wolle das Gebiet rund um die Stanzen betäuben. Ich will das nicht. Will um keinen meiner Sinne beraubt werden. Lehne die Betäubung ab. Er diskutiert zum Glück nicht mit mir. Versteht, dass ich gerne was aushalte.

Ich nehme nie Medikamente gegen Kopfschmerzen oder andere Schmerzen, lasse mir nie beim Zahnarzt eine Spritze geben, auch nicht, wenn er bohrt. Ich lote gerne meine Grenzen aus, möchte den Schmerz beherrschen, trainiere mich in Techniken wie Wegatmen oder Ignorieren und genieße das Gefühl, wenn Schmerz abebbt. Zu meinen Geburten habe ich auch nichts genommen, keine Zäpfchen, keine Schmerzmittel, Injektionen oder PDA, nichts. Ich habe mich einfach auf jede Wehe gefreut und mir bildlich vorgestellt, wie sich jedes Mal der Muttermund um einen Zentimeter öffnet. Hatte ich deshalb die einfachsten Geburten der Welt? Selbst das erste, über vier Kilogramm schwere Kind war innerhalb von drei Stunden nach dem Blasensprung auf der Welt. Ganz easy. Bin gespannt, wie sich nun das Stanzen anfühlt.

Unter Ultraschall sucht der Arzt den richtigen Winkel, setzt den langen Stab an und holt mehrfach Proben aus meinen Brüsten. Wenn er abdrückt, knallt es jedes Mal ohrenbetäubend, als hätte er eine Pistole in der Hand. Weh tut es nicht. Aber es ist grob. Die zarte Haut, mein weicher Busen. Er wird beschossen und rabiat hin und her gedrückt, noch nie haben meine Brüste Männerhände so nüchtern und gewalttätig erlebt. Ob durch das Gestanze innerlich Blutungen entstehen? Sicherlich, muss ja, es wird doch Gewebe verletzt. Werden die Brüste blau? Und werden durch den Aufruhr womöglich Krebszellen in alle Richtungen verteilt?

Ich stelle die Fragen nicht laut, ergebe mich dem Schicksal. Der Arzt wird schon wissen, was er tut. Außerdem ärgere ich mich über mich selbst, über mein Mitleid für meine Brüste. Sie waren es schließlich, die mich im Stich gelassen haben. Die hinterhältig und unmerklich Krebs entwickelt haben. Unspürbar, untastbar, im Blutbild unnachweisbar. Ihretwegen ist mein Leben zusammengebrochen. Meine Brüste kann ich nicht mehr lieb haben.

Das Ergebnis wird für übermorgen erwartet.

Zwei Tage lang bin ich im Ungewissen, lache, scherze, esse, arbeite, niemand ahnt von den kontaminierten Drüsen in meinen BH-Körbchen. Zu Hause ignoriere ich sie, fasse sie nicht an. An Streicheln oder Liebkosen ist nicht mehr zu denken, auch nicht an Sex. Hagens Umarmungen sind ausschließlich tröstender Natur, für mehr bin ich jetzt nicht zu haben, und er auch nicht.

Zwei Arten von Bildern schießen mir immer wieder durch den Kopf: die Ärztin im Röntgeninstitut, die ihre Hand auf mein Knie legt, bevor sie die Diagnose ausspricht. Eine Berührung, die ungewöhnlich war, vielsagend und bedeutsam. Denn die Ärzte von heute berühren einen nicht mehr so. Es gibt mal kurze Hautkontakte beim Blutdruckmanschetten-Umlegen, beim Abtupfen oder Ultraschall, aber kein absichtliches Handauflegen mehr. Schade. Warum ist dem so? Aus Hygienegründen? Dabei kann Handauflegen heilen. Kaum eine Berührung ist mir mehr im Gedächtnis eingegraben als das mütterliche Handauflegen auf meine Stirn zur Prüfung, ob ich Fieber habe. Diese liebevolle besorgte und zugleich kompetente Geste, bei der auch meine Kinder heute noch konzentriert stillhalten. Mit Absicht zu berühren ist bedeutsam. Das war auch so, als die Ärztin mich vor vier Tagen berührte, die Geste und ihr Blick waren das Ende meines alten Lebens.

Immer wieder legt sich darüber noch ein anderes Bild, das der Brustamputierten im *Amazonen*-Buch. Wäre das eine Option für mich? Statt verseuchten Verrätern gar keine Titten mehr, sondern zwei Narben? Keine Hügel, keine Brustwarzen, einfach ab? Was würde das mit mir machen? Käme ich mir dann unweiblich vor? Hässlich und entstellt? Ich debattiere innerlich: Wie wichtig sind mir meine Brüste, sind sie ein wichtiger Teil meiner Identität? Würde ihr Fehlen mein Selbstbewusstsein zerstören? Lange horche ich in mich hinein, aber da ist nichts. Keine Problemstellung, kein Zweifel. Nicht die Spur anders würde ich mich fühlen. Im Gegenteil, womöglich sogar erleichtert. Denn in den vergangenen Nächten habe ich im Internet recherchiert: Bei brusterhaltender OP muss im Anschluss immer bestrahlt werden. Mit Hardcore-Röntgenstrahlen, die nicht nur die Krebszellen verschmoren, sondern auch die gesunden nebenan und untendrunter. Sie zerstören Lungengewebe und kratzen am Herzen. Kurzatmigkeit, Reizhusten, Herzmuskelschädigungen, Armschmerzen, Schulterschmerzen, Schwellungen, Bewegungseinschränkungen, Hautverfärbungen, Verhärtung und Schrumpfung der Brustdrüsen – die Liste der Bestrahlungsnebenwirkungen ist lang. Und zu guter Letzt sind die starken Strahlen wiederum krebserregend. Nein. Ich liebe meinen starken, leistungsfähigen Körper. Fünfzig Jahre hat er mir gedient. Ist beweglich und fit, macht alles mit, ob Spagat oder Brücke, Radschlag oder Kopfstand, er rennt, springt, tanzt, schwimmt, taucht, reitet, fährt Schlittschuh. Wird er nach einer Strahlentherapie immer noch zwei Stufen auf einmal nehmen können? Immer deutlicher bin ich davon überzeugt, dass die Gesundheit im Vordergrund stehen muss und nicht die Schönheit. Mein gesunder Körper. Deshalb kann Bestrahlung keine Option sein. Deshalb müssen die

Brüste ab. Und wenn sie weg sind, kann auch kein Krebs mehr in ihnen entstehen. Die totale Rückfallrisikominderung.

In der Nacht, als wir nebeneinander im Bett liegen, weihe ich ihn ein. Hagen ist nicht schockiert. Er reagiert stark und süß: »Ich liebe dich, egal ob mit oder ohne Brüste.« Er sagt, dass er einfach nur will, dass ich noch lange lebe, und wenn die Amputation der Brüste dafür sorgt und obendrein noch die gesündere Option ist, dann wäre es ganz falsch, nur wegen eines Schönheitsideals darauf zu verzichten. »Sie machen dich doch nicht aus«, sagt er, »ohne Brüste bist du für mich und die Kinder doch genau dieselbe.« Ich liebe ihn für seine Worte und seine Unerschrockenheit. Dafür, dass er, der all die Jahre so fasziniert war von meinem Busen, so schnell loslassen kann. Im Angesicht des Todes sind sie nur noch unwichtiges Beiwerk, da hat er recht. Gut, dass er da ist, meine Konstante im Leben.

3.9.

Der Termin ist um 14:15 Uhr. Pünktlich um zwei treffen wir uns zu dritt vor der Praxis. Jeder kommt von der Arbeit: Hagen aus der Kreuzberger *TIP*-Redaktion, Hilla aus dem Virchow-Klinikum und ich aus Potsdam. Mercedessternförmig sind wir aufs Ziel zugereist, zum Schicksalstermin. Lieb, dass sich die beiden freigenommen haben. Hagen ist ziemlich still, Hilla plaudert gut gelaunt und lächelt mich mutmachend an, sie kann einfach nicht anders. Wir lassen uns auf den Stühlen nieder, die an der Wand stehen. Reden nicht viel. Hagen ist der einzige Mann im Raum. Womöglich denken die beiden Schickmamsellen mit den Pluderlippen und den Markenhandtaschen da vorne, er sei der Financier meiner neuen größeren Brüste. Denn die beiden sitzen garantiert nicht wegen

Brustkrebs hier. Für Silikontitten ist der alte Arzt nämlich auch Spezialist, hat mir Hilla erzählt.

Ich denke darüber nach, dass sich viele Frauen an ihren gesunden, nicht krebsinfizierten Brüsten freiwillig herumoperieren lassen, und finde es pervers. Meine sind nicht perfekt, aber ich würde sie gerne behalten. So, wie sie sind, sie dürfen auch hängen. Niemals hätte ich ohne Not an ihnen herumfuhrwerken lassen. Aber jetzt sind da diese verseuchten Beutel, die ich nie mehr ohne Misstrauen betrachten werde. Wird der Arzt einverstanden sein, wenn ich sage, die sollen ab? Wird er nicht versuchen, mich als Schulmediziner und Brustspezialist umzustimmen oder sich gar subtil mit meinem Mann verbünden und versuchen, über ihn die brusterhaltende Karte zu spielen? Ich frage mein Babe und Hilla, ob es okay ist, wenn ich alleine reingehe. Sie haben nichts dagegen. Ich bin froh. Auch, dass ich weiß, sie sitzen draußen und warten auf mich.

Ich werde aufgerufen, soll am Schreibtisch Platz nehmen. Diesmal muss ich nichts zeigen, nichts auspacken. Der Arzt blättert in meiner Krankenakte, schaut dann endlich hoch und sagt: »Es sind Karzinome, haben die Proben ergeben. Sie haben in beiden Brüsten Brustkrebs.«

Er erklärt die Größe, die Art des Krebses, der in der einen am Milchkanal sitzt, in der anderen Drüse eher außen, frühes Stadium in beiden, rechts größer – schon 2 cm, links circa 1 cm, er rattert die Zahlen herunter. Ich atme flach. Hatte offenbar ein kleines bisschen Hoffnung, dass es doch nicht bösartig sein würde, denn ich fühle mich plötzlich enttäuscht. Aber ich weiß ja, was ich entschieden habe.

Und warte darauf, dass er mich reden lässt. Es dauert, denn er erklärt lange das Prozedere der brusterhaltenden Operationstechnik und der anschließenden Bestrahlung und medikamentösen Antihormontherapie. Als er eine Pause macht, sehe ich ihm fest in die Augen und bereite im Geist meine Stimme vor: Sie soll nicht zittern, denn das, was ich jetzt sagen werde, will ich nicht rechtfertigen müssen. Ich will verdammt noch mal ernst genommen werden.

»Ich möchte, dass Sie beide Brüste abnehmen.«

Stille.

Dann nickt er leicht: »Sie möchten also eine Mastektomie beiderseits. Eine Amputation beider Brüste?« Er schaut mich an, ich schaue zurück, und diesmal nicke ich leicht. Pause. Dann er: »Das kann ich machen.«

Wow. Keine Widerrede. Keine Frage nach der Meinung meines Mannes. Noch nicht mal die Aufforderung, die Entscheidung noch mal zu überdenken. Der alte Macho ist cool. Er spricht von Wiederaufbau, aber ich höre kaum zu. Ich bin ganz ruhig. Irgendwie auch ein klein wenig erleichtert, dass ich eine Entscheidung getroffen habe, die sich gut anfühlt. Er klickt in seinem Computer, sucht einen OP-Termin. Sagt, er könne mich in einer Woche, am 11. September, operieren. 9/11. Er hat Belegbetten in einem Berliner Krankenhaus, ich soll schon einen Tag früher aufgenommen werden, um die nötigen Voruntersuchungen zu machen. Die genaue Uhrzeit bekäme ich noch gesagt. Vorher soll ich noch einen Termin bei ihm machen, an dem er mir genau erklären wird, wie die Operation vonstattengeht und welche Brust-Wiederaufbau-Optionen es danach gibt. Audienz beendet.

Ich gehe nach draußen zu Hagen und Hilla, die mich beide erwartungsvoll anschauen. Ich will vor den Louis-Vuitton-Pralinen nicht heulen. Setze mich und berichte gedämpft, dass es bösartige

Tumore sind. Dabei laufen mir die Tränen herunter, aber ich muss nicht schluchzen. Ein Glück. Mein Babe nimmt mich in den Arm. Ich will raus.

Die Sprechstundenhilfen schauen mich mitleidig an, als ich den nächsten Termin ausmache. Wir gehen, beleuchtet von schicken alten Lüstern, die mit rotem Teppich belegten Stufen des feudalen Altbaus hinunter und stehen auf dem Bürgersteig an meinem Motorrad. Schon wieder fühlt es sich falsch an, Motorrad zu fahren. Das machen doch fünfzigjährige Krebspatientinnen nicht. Wo ich doch sterbenskrank bin.

Hilla will davon nichts wissen. Sie hat ihren Brustkrebs schon zehn Jahre überlebt und ist sich ganz sicher: »Du wirst wieder gesund.« Wichtig sei nur, dass der Krebs noch nicht metastasiert hat, deshalb ist es gut, so schnell wie möglich zu operieren. Sie erklärt mir, was der Arzt eben auch gesagt hat, aber jetzt höre ich zu: Er wird während der OP die ersten Lymphknoten in der Achselhöhle entnehmen und untersuchen. Sind sie von Krebszellen befallen, wird die Achsel »ausgeräumt«, sind die sogenannten Wächterlymphknoten clean, habe ich Glück gehabt, dann behalte ich meine Lymphknoten und habe die Sicherheit, keine Metastasen im Körper zu haben, weil der Brustkrebs noch nicht gestreut hat.

Beide stellen meine Entscheidung der kompletten Brustamputation nicht infrage. Ich weiß ja schon, dass mein Babe es akzeptiert hat. Bei Hilla bin ich mir nicht so sicher, schließlich hat sie sich jedes Mal brusterhaltend operieren lassen, aber sie kann mich verstehen und findet die Entscheidung mutig. »Sollte ich noch einmal ein Rezidiv haben, mache ich das genauso und lasse sie auch abnehmen«, sagt sie zu meiner Überraschung, »hätte ich beim zweiten Mal schon machen sollen.«

Meine Hilla. Die Frau, die so viel rumgekommen ist, die immer alleine gelebt, aber vielen Männern den Kopf verdreht hat. Und die mich beraten hat in Liebesdingen. Wie sie immer den Kopf geschüttelt hat über meine schnellen Verknalltheitsattacken mit Mitte zwanzig. Zwei Wochen lang himmelhoch jauchzend, schon Kinderpläne im Hinterkopf, nach spätestens sechs Wochen Schluss gemacht, weil der Typ doch nervte. Mal war es sein Gang, mal seine Art zu essen, sein Geruch, die Rammelei beim Sex, die Angeberei, die fehlende Unterstützung, Neid, der Versuch, mich kleinzumachen, der labile Psycho-Zustand … anscheinend gab es in Berlin keine normalen Männer. Bis ich Hagen bei der Eröffnung des Hard Rock Cafes 1991 sah. In der Menge. Love at first sight.

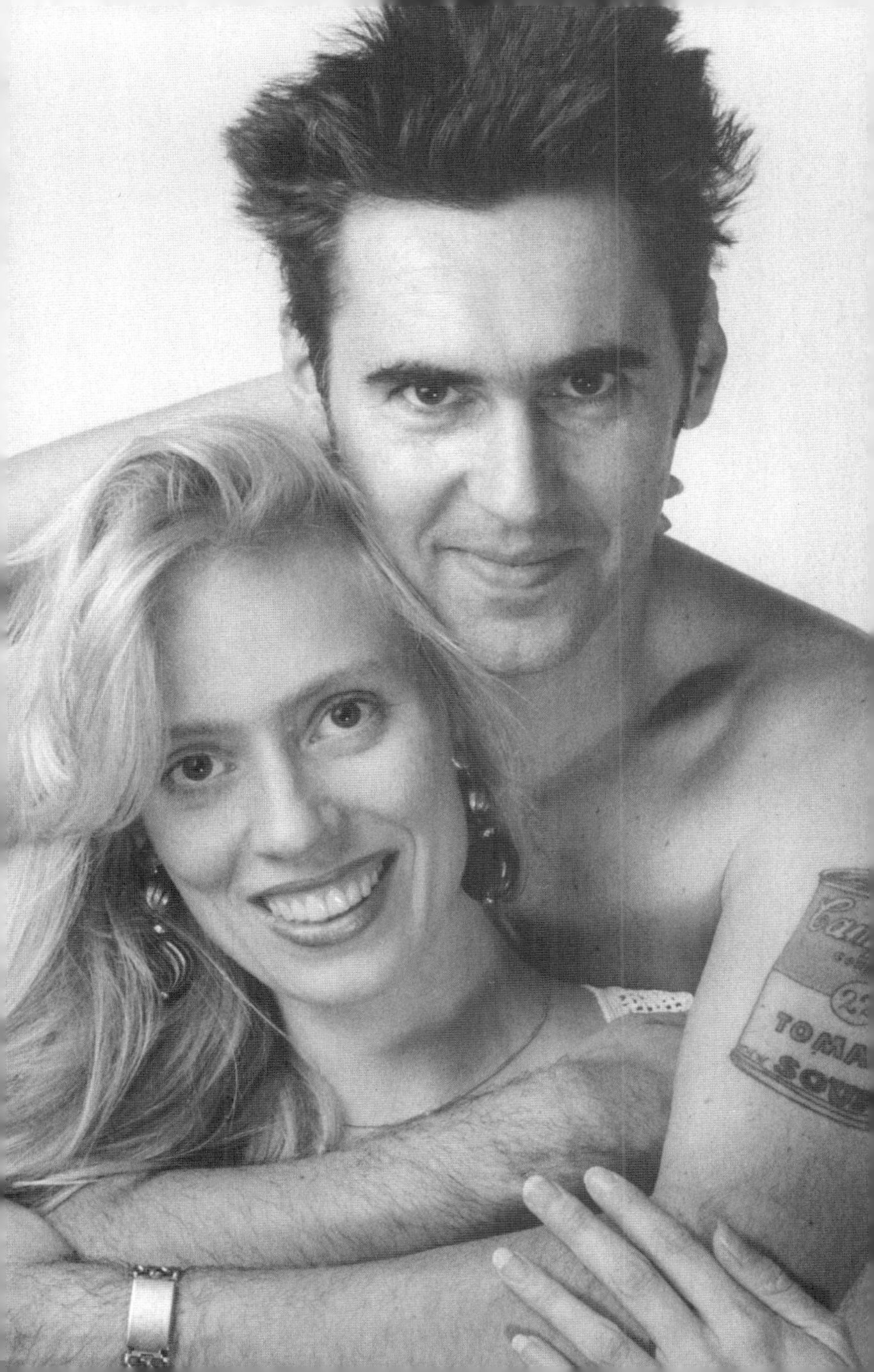

The Storm

Fat Mattress

Er sieht gut aus. Sie sieht ihn von der Seite. Sein schwarzes Haar ist dicht und lang, nach hinten gekämmt, eine Strähne fällt ihm über die hohe Stirn ins Gesicht. Ihr Blick bleibt an seiner Nase hängen. Sie ist klassisch schön, gerade, männlich. Er trägt eine schwarze Motorradlederjacke mit Fellkragen und blickt lächelnd einen kleineren Gesprächspartner an.

Sie ist wie elektrisiert. Fragt ihre Freundin, ob sie ihn kennt, sie verneint. Sucht weiter nach jemandem, der wissen könnte, wer er ist. Fragt einen, der grinst und verwundert ist, dass sie nicht weiß, dass er der Bassist der Ärzte ist. Sie ist irritiert, denn sie hat die Teenie-Band bislang nur am Rande wahrgenommen und Bilder anderer Gesichter im Kopf: einen Blonden und einen mit dunklem Krähennest auf dem Kopf, sie wüsste es, wenn sie diesen schönen Mann schon mal gesehen hätte. Ohne ihn aus den Augen zu verlieren, fragt sie weiter und trifft endlich den Fotografen des *Tagesspiegel*, der ihn kennt und vorschlägt, sie ihm vorzustellen.

Sie bahnen sich einen Weg durchs Gewühl. Dann steht sie vor ihm, seine dunklen Augen schauen sie an. Sein Name fällt, er heißt Hagen. Toller Name, passt. Als er lacht, sieht sie seinen leicht angeknabberten Schneidezahn. Ihr wird heiß, sie findet ihn extrem attraktiv, gerade wegen der unperfekten Zähne. Viel später wird sie erfahren, dass er seine Zähne mit Absicht ruiniert hat, er wollte sie so haben wie die von Keith Richards. Er ist größer als sie, alles an ihm ist dunkel, die Jacke, die Augen, der Bartschatten, seine dichten Augenbrauen. Sie fühlt, dass sie rot wird, zum Glück fängt er an zu reden: »Wir kennen uns. Haben wir uns nicht beim Wet-T-Shirt-Contest gesehen?«

What? Sie reißt die Augen auf. Niemals! Bei so einer frauenfeindlichen Scheiße würde sie nie mitmachen! Will er sie verarschen?

Doch er meint es ernst: »Ich bin mir sicher, da habe ich dich doch gesehen, das war im Ecstasy.«

Eine vage Erinnerung durchzuckt sie, ihr fällt ein, wie sie im Sommer nach dem Konzert der Black Crowes auf dem Garderobentresen sitzt und ein gut aussehender Typ mit ein paar Leuten vorübergeht. Ist er das gewesen? Hat es an dem Abend noch eine zweite Veranstaltung in dem Laden gegeben? Kann sie sich nicht vorstellen, denn: Wer geht freiwillig auf einen Wet-T-Shirt-Contest, wenn doch die angesagteste Rockband aus Amerika gleichzeitig im selben Club spielt? Sie verneint ihm gegenüber, sagt, sie sei es nicht gewesen, denn sie würde niemals auf so eine Billigveranstaltung gehen.

Man schweigt sich an. Er trinkt sein Bier, auch seine Hände sind schön und seine Unterarme italienermäßig behaart. Langsam wird es peinlich, deshalb verabschiedet sie sich. Und sagt nach ein paar Schritten zu ihrer Freundin: »Die gut aussehenden Typen sind meist ganz schön stulle.«

Sie hat ihn schon fast vergessen, als er sie anruft, denn sie war zehn Tage in New York und hat den Kopf voller neuer Eindrücke. Er hat eine wunderbare melodiöse Stimme. Die ein wenig aufgeregt klingt, süß. Er will sie treffen, sie bietet ihm an, ihn am Wochenende zur Geburtstagsparty eines Freundes mitzunehmen. Und fragt nach seiner Adresse, um ihn abzuholen. Aus Kalkül. Denn sie ist es leid, immer nur Männer kennenzulernen, die schon eine haben und nur auf ein kurzes Seitenabenteuer aus sind. Jetzt mit 26 will sie endlich mal einen kennenlernen, mit dem man was Ernstes aufbauen kann. Deshalb sondiert sie lieber gleich die Lage, bevor sie sich wieder in einen verheirateten Mann verknallt.

28.11.1991

Potsdamer Straße. Vorderhaus. Sie geht das Altbautreppenhaus hoch, er öffnet die Tür, ihr stockt der Atem. Er sieht umwerfend aus. Er ist wirklich ungeheuer attraktiv, auch mit seinem heute eher widerspenstig in alle Richtungen stehenden Haar. So dunkel. Schwarz angezogen wie sie. Seine Wohnung sieht kahl aus. Irgendwie steril, kaum Bilder. Auf der Toilette stehen auch keine Tampons rum, sie ist sich sicher, der Typ wohnt allein. Bingo. Sie fahren mit seinem alten verbeulten Ford zur Party, und sie frohlockt innerlich, als er vor der Fahrt noch schnell Wasser in den Kühler kippt, weil der undicht ist. Ein handwerklich kompetenter Mann, der sich mit Autos auskennt. Es wird immer besser. Sie unterhalten sich, ihre Schritte knirschen im Schnee, es ist kalt. Plötzlich enthält einer seiner Sätze die Formulierung »meine Frau«. Wie bitte? Sie versucht möglichst cool und unbeteiligt zu klingen, als sie langsam eine Frage formuliert, die wie eine nebensächliche Feststellung klingen soll: »Du bist also verheiratet?«

Ja, ist er. Was für ein Reinfall. Jetzt fängt er gerade an, ihr richtig gut zu gefallen, und dann ist das schon wieder so einer, der Abwechslung in der Beziehung sucht. Und den hat sie jetzt den ganzen Abend an der Backe, Mist. Sie sagt nichts mehr. Und singt. Sagt er später. Er wird schwören, sie habe nach seinem Ehe-Bekenntnis eine Melodie vor sich hin gesummt. Was er süß fand, weil er nun wusste, dass ihr die Sache mit seiner Ehe unangenehm war. Das Gesumme muss unbewusst gewesen sein, sie kann sich nicht daran erinnern.

Auf der Geburtstagsparty setzen sie sich mit ihren Bierchen auf zwei Stühle im Wohnzimmer. Sie hat sich vorgenommen, seinen Beziehungsstatus zu ignorieren und ihn näher kennenzulernen. Kann ihn ja jetzt nicht einfach nach Hause schicken, will sie auch gar nicht, dafür ist er zu süß. Während um sie herum die Party tobt, reden sie auf ihrer Insel miteinander. Stundenlang. Die Katze des Gastgebers springt auf seinen Schoß und bleibt dort den ganzen Abend liegen, obwohl er sie nur geistesabwesend streichelt. Sie sieht seine Hände an und wünscht sich, sie wäre die Katze. Wie mag er wohl im Bett sein? Erst in den frühen Morgenstunden brechen sie auf, er verspricht, ihre Sendung zu hören, die um vier Uhr morgens beginnt, drei Stunden geht, »4 zu früh« heißt und wahrscheinlich nur von Taxifahrern gehört wird. Es lohnt sich für sie gar nicht mehr, schlafen zu gehen. Sie würde auch keine Ruhe finden, denn ihre Gefühle sind zu aufgewühlt, auch ohne Kuss ist ihre Verabschiedung irgendwie vielsagend.

Eine Woche später treffen sie sich bei ihr, zum Trivial-Pursuit-Spielen, die Babyboomer-Edition. Sie spielen fünfeinhalb Stunden, er weiß alles, gewinnt permanent, es macht ihr nichts aus. Die Bratäpfel im Ofen zerfallen, weil sie sie vergessen, keiner von ihnen hat Hunger. Sie haben so vieles zu bereden. Er erzählt von seinen Bands, auch von den Ärzten, von seinen Eltern, von seiner älteren Schwester, nur seine Frau erwähnt er kein einziges Mal. Sie fragt lieber nicht nach, es ist ein Tabu, das zwischen ihnen steht. Irritiert ist sie, als er sagt, dass er keine Kinder haben will, weil er sich selbst noch nicht erwachsen fühlt.

Sie lässt die Aussage unkommentiert, aber horcht in sich hinein: Doch, sie fühlt sich erwachsen, obwohl sie vier Jahre jünger ist als er. Sie möchte gerne erwachsene Dinge tun, wie eine feste Beziehung haben und Kinder kriegen. Sagt sie aber nicht. Als er gegangen ist, fühlt sie sich high. Hört permanent die Kassette, die er für sie aufgenommen hat. Zielsicher hat er ihren Geschmack getroffen. Viel Siebziger-Rock, viel Orgel dabei und eine Band, die sie nicht kennt: Fat Mattress. Sänger Neil Landon singt: *»Can you feel the wind that's beginning to steer? There's a storm coming.«* Wie vielsagend. Fat Mattress ist die Band, die Noel Redding, der Bassist von Jimi Hendrix, 1968 gegründet hat, als er bei Jimis Experience ausgestiegen ist. Hat er ihr beiläufig gesteckt, ohne mit seinem Wissen zu prahlen. Er kennt sich so gut mit Musik aus, das wirkt auf sie genauso erotisch wie sein Lachen.

Fünf Tage später sind sie wieder verabredet, diesmal hat sie eine Kassette mit ihren Lieblingsliedern für ihn aufgenommen, genau wie er eine zweite für sie. Wieder unterhalten sie sich, endlos. In ihr Tagebuch schreibt sie am Abend:

Wäre echt nett, wenn ich mich mal in unverheiratete Männer verlieben würde und die dann doch bitte auch in mich. Was ich auf keinen Fall für ihn sein will, ist eine Eheauffrischung. Obwohl, das trau ich ihm auch nicht zu, er ist eine so ehrliche Haut. Ich glaube, nein, ich bin mir sicher, dass er mich mag. Denn wenn er seine Frau echt liebt, dann würde er doch nicht so offensichtliche Pick-up Lines von sich geben? Obwohl, so ultraauffällig waren sie auch nicht. Anja, einmal im Leben Geduld haben: abwarten – abwarten – abwarten.

Bei ihrem vierten Treffen überrascht er sie mit einem Geständnis. Während sie Seite an Seite durch den dunklen Schlosspark gehen, nimmt er ihr das Versprechen ab, nicht zu lachen, wenn er ihr jetzt gleich etwas sagen wird: »Ich glaube, ich habe mich in dich verliebt.«

Es trifft sie mitten ins Herz. Vielleicht hört es kurz auf zu schlagen. Ein bittersüßes Gefühl strömt durch ihren Körper. Sie könnte jubeln, sie könnte ihm sagen, dass sie sich auch verliebt hat. Sie könnte, aber sie tut es nicht. Hält sich zurück, will nicht die letzte Deckung, die letzte Schutzschicht lüften und sich verletzlich machen. Denn wenn sie es ausspricht, ist es um sie geschehen. Stattdessen will sie wissen, ob es seine Frau nicht merkt, dass er sich in eine andere verliebt hat, und er antwortet vielsagend, dass sie es sicherlich bald merken wird, denn er könne ja immer nur in einen Menschen verliebt sein.

»Vielleicht ist es ja nur ein Rausch«, sagt sie, »wir kennen uns doch eigentlich noch gar nicht.« Und kokett: »Vielleicht magst du mich nur, weil ich blond bin wie dein Idol Blondie.«

»Nein«, sagt er, Maria Hellwig sei ja auch blond. Er kenne viele blonde Frauen, die er doof findet.

Als sie sich zum sechsten Mal sehen, ist der Sturm zum Orkan angewachsen. Er holt sie ab, und sie kann kaum atmen, als sie ihn die Treppe hochkommen sieht. Sie wünscht sich, er würde sie küssen, aber er hat sie noch nicht berührt, zwischen ihnen schwebt seine Ehe. Sie gehen essen in Kreuzberg, und sie sieht nur den Ring an seinem Finger, während sie appetitlos die Salbeiravioli von rechts nach links schiebt. Gemeinsam besuchen sie danach die erste Berliner Tattoo Convention, über die er für den *Tagesspiegel* berichten soll. Sie schieben sich durch das Gewimmel vor den Ständen, immer wieder wird ihr Arm an den Ärmel seiner Lederjacke gepresst. Das Surren der Tätowierpistolen nimmt sie kaum wahr, denn sie hat hier im Trash am Oranienplatz soeben realisiert, dass es sie wirklich erwischt hat. Total. Sie kann es ruhig zugeben, denn es gibt kein Zurück mehr. Also legt sie ihre Hand in seine, es ist die erste Berührung. Nackte Haut aneinander, so bedeutsam, dass ihr fast das Herz stehen bleibt. Trotz des Krachs hört sie ihr Blut rauschen. Was wird er tun?

Er sieht sie nicht an, aber er nimmt ihre Hand fest in seine. Es ist eine wortlose Erklärung, ihre Hände sind aneinandergeschweißt, in aller Öffentlichkeit. Er lässt sie nicht mehr los. Auch nicht, als sie auf dem Weihnachtsmarkt am Alexanderplatz Glühwein trinken und Achterbahn mit drei Loopings fahren, obwohl sie so etwas normalerweise nicht mehr machen. Nachdem sie völlig schwindelig aus der Achterbahn wanken, presst sie sich an ihn und sagt ihm, dass sie sich auch in ihn verliebt hat. Sie küssen sich zum ersten Mal. Es ist wie in einer feuchten dunklen wohligen Höhle, wie endlich nach Hause kommen nach einer langen Reise.

In den Zeitungsartikel über die Tattoo Convention bastelt er extra für sie eine Botschaft hinein, die zu seiner großen Freude nicht rausredigiert wird: »Für manche hat an diesem Tag vielleicht ein neues Leben begonnen.«

Es ist der 17. Tag ihres Kennenlernens, sechsmal haben sie sich getroffen, jetzt sind sie zusammen. Er zieht seinen Ehering aus und sagt seiner Frau die Wahrheit. Die rastet seltsamerweise nicht aus, sagt, sie habe seit einiger Zeit selbst eine neue Flamme.

»Was is' 'n das? Moderne Einstellung, oder was? Vielleicht, denkt sie, das mit mir is' nur 'ne kurze Affäre?«, notiert sie in ihr Tagebuch, denn so viel Schwein scheint ihr suspekt. Andererseits ist er so süchtig nach ihr, dass ihr kaum Zeit für Zweifel bleibt, und eigentlich will sie auch gar nicht zweifeln, es fühlt sich viel zu echt an.

Sie sehen sich permanent, er stellt seine Kontaktlinsenflüssigkeiten in ihr Bad, das will doch was heißen. Sie gehen ins Quartier Latin zur dänischen Rockband D-A-D und müssen sich ständig anfassen, sitzen am 14. Dezember im Deutschen Theater bei der Premiere von *Käthchen von Heilbronn* unter der Regie von Thomas Langhoff und haben Mühe, ihre Augen auf die Bühne zu richten. Er sagt ihr, dass er sterilisiert ist und nie Kinder bekommen kann. Sie nimmt es einfach hin. Im Augenblick kann sie sich nicht näher damit auseinandersetzen, zu rauschhaft sind ihre Gefühle.

In ihr Tagebuch schreibt sie am 22. Dezember 1991:

»Ich liebe ihn so. Er ist göttlich im Bett. Wahnsinn. Noch nie hatte ich zwei Orgasmen hintereinander. Es ist alles so schön mit ihm. Meine Gefühle wechseln zwischen Zärtlichkeit, Stolz,

Liebe, Verlangen, Mütterlichkeit, Geborgenheit, Amüsiertheit, Freude, Glück und Staunen. Ich weiß, er ist verheiratet, ich weiß, wir haben uns erst elfmal gesehen, ich weiß, er wird nie Kinder zeugen können, aber ich liebe ihn. Mehr kann ich nicht tun. Nur genießen. Und lieben. Und glücklich sein. Hagen.«

Einen Tag später:

»Morgen ist Weihnachten. Ich liebe Hagen. Seinen Körper, seine Küsse, sein Streicheln, seinen Rücken, seinen Hintern, sein Glied. Alles ist so passend und wunderbar. Sein Mund, seine Augen, sein Lächeln, seine Nase, seine Haare, die x-igen Beine, einfach umwerfend. Danke. Danke. Danke, dass ich das erleben darf. Was immer auch geschieht oder geschehen wird, ich bin jetzt glücklich und will es genießen. Ohne Schatten. Alles ist hell. Denn es gibt Hagen. Und alle positiven Gefühle der Welt konzentrieren sich in unserem kleinen Kosmos. Wie schön. Zum Sterben schön. ICH LIEBE IHN.«

Love's Sweet Exile

Manic Street Preachers

He's the one. Sie will immer mit ihm zusammenbleiben. Das weiß sie, obwohl noch kein Monat vergangen ist. Und deshalb weiß sie auch, dass es ein Problem gibt. Noch spricht sie es nicht aus, aber sie möchte irgendwann ein Kind haben oder mehrere. Die Tatsache, nie ein Kind bekommen zu können von dem Mann, den man liebt, erscheint ihr beklemmend. Würde daran irgendwann die Beziehung zerbrechen?

Sie ist 27, er ist dreißig und sterilisiert. Seit seinem 20. Lebensjahr. Damals war er ein Nihilist, einer, der sich nicht vorstellen konnte, jemals Verantwortung zu übernehmen, jemals eine Familie zu haben. Einer, der nicht leben wollte wie seine Eltern, die sich ständig stritten. Als seine erste Freundin die Pille nicht vertrug, traf er diese Entscheidung als eine Art Dienst an der Frauenwelt. Der Gentleman ließ sich den Samenleiter durchtrennen. Auf Kosten der Krankenkasse. Sie fragt ihn aus über seine Motivation, seine damalige Einstellung, hört nur zu. Wertet und verurteilt nicht. Sie will ihn besser verstehen, denn seine Entscheidung erscheint ihr absurd. Aber sie nimmt sich vor, behutsam vorzugehen und den Augenblick zu genießen. In ihr Tagebuch notiert sie: »Lieber nicht drüber nachdenken. Die Zeit wird zeigen, was passiert.«

Ostern 1992, sie finden eine gemeinsame Wohnung in der Xantener Straße am Ku'damm über einen Zettel, den sie an einer Straßenlaterne befestigt haben. Und als die erste Loveparade bei ihnen vorbeizieht, tanzen sie liebestrunken mit, denn der Umzug wird ja wohl für sie so genannt. Sie liebt seine behaarten Arme, seine Hüftbewegungen beim Sex, wenn er oben liegt, und dass er nie, ohne Zähne zu putzen, schlafen geht. Er schneidet ihr die Haare, sie massiert seinen Rücken, sie sind ihre eigene Welt, können sich in allem gegenseitig helfen, sie brauchen kein Außen mehr.

Ihre erste gemeinsame musikalische Entdeckung sind die Manic Street Preachers. Beiden gefällt die erste CD der Band ausnehmend gut, sie sehen sie live in der Frankfurter Batschkapp und interviewen sie gemeinsam. In erster Linie als Fans, dann erst als Journalisten. Sie weiß es: Er ist der Mann ihres Lebens. Es gibt keine Zweifel, keine Eifersucht, nichts Unausgesprochenes. Vertrauen total.

1981 hat er sich sterilisieren lassen, nun, zehn Jahre später, ist da diese Frau. Nach der er süchtig ist, die er liebt. Das Missing Link zu seinem Herzen. Noch nie hat ihm jemand so viel Liebe gegeben, so bedingungslos. Sie hätte gerne Kinder. Sagt es nicht so geradeheraus, aber er hat es schon verstanden. Und plötzlich kann er sich vorstellen, dass es mit dieser Frau möglich sein könnte. Ihr zuliebe? Ja. Auch. Ihre Liebe hat ihn verändert, er hat keine Aversion mehr, versteht nicht mehr, wieso Kinderkriegen so unmöglich schien. Er sei der Mann ihres Lebens, sagt sie, und er glaubt ihr. Denn es geht ihm genauso. Als sie erklärt, dass es ja auch okay sei, Kinder zu adoptieren, fängt er an nachzudenken. Womöglich wird ihr Kinderwunsch irgendwann zu übermächtig und sie unglücklich werden. Er ist gerührt, dass sie so selbstverständlich von Adoption spricht und überhaupt nicht in Betracht zieht, ihn wegen seines Makels, den er immer als Vorteil empfunden hat, zu verlassen. Da fasst er den Entschluss. Er wird die Sterilisation rückgängig machen lassen. Für ihre gemeinsame Liebe.

Es wird schwerer als erwartet: Der Arzt, der bei ihm die Sterilisation durchgeführt hat, ist sauer und schmeißt ihn aus der Praxis. Erbost über seinen Wankelmut. Samenleiter zusammennähen ist viel schwieriger, als sie zu trennen. In Berlin bietet kein Urologe diese OP an, bundesweit nur eine Handvoll. Darunter einer in Potsdam, der aber keine Erfahrung hat. Doch es gibt einen Urologen in Höchst, der die OP schon tausendfach durchgeführt hat. Billig ist es nicht, die Refertilisierung wird, anders als die erste Operation, nicht von der Krankenkasse übernommen. Zudem macht ihm der Arzt keine große Hoffnung, sagt, dass die Chancen im Null-Komma-Bereich liegen, denn nach zehn Jahren gekappter Verbindung ist die Samenproduktion so gut wie eingestellt. Schon nicht sterilisierte Männer haben oft nicht genug »Material«, um Frauen zu schwängern, erklärt er, es sei also ziemlich utopisch, dass der Eingriff zum gewünschten Erfolg führt. Ihr Babe will es dennoch tun. Für sie. Ihr Angebot, die Kosten zu teilen, lehnt er ab.

Der mikrochirurgische Eingriff ist mit einer Woche stationärem Aufenthalt verbunden. Und sechs Wochen Suspensorium-

Tragen, das ihn wie einen Balletttänzer aussehen lässt. Nachdem die Wunden verheilt und die blauen Flecke verschwunden sind, dürfen sie wieder miteinander schlafen. Sie tun es ständig, aber glauben nicht, dass es klappt mit der Schwangerschaft. Dennoch sind beide überzeugt davon, dass es gut ist, den Schritt gemacht zu haben. Besser, man hat es probiert, als sich hinterher Vorwürfe zu machen und ewig zu rätseln, ob es nicht doch ein Weg gewesen wäre.

Vier Monate später ist sie schwanger. Der hessische Urologe gratuliert herzlich in Briefform, auch für ihn ist es ein großer Erfolg und Hagen, wie er es ausdrückt, »ein medizinisches Wunder«. Sie ist darüber nicht überrascht, sie weiß, es sollte so sein. Von Anfang an war diese Beziehung übernatürlich. Ist es nicht etwa mysteriös, dass sie, seit sie mit diesem Mann schläft, keine Scheideninfektionen mehr hat? Sein Sperma schmeckt nicht nur gut, es wirkt untenrum wie Balsam, es beugt dem Scheidenpilz vor, es ist besser als rechtsdrehender Joghurt. Sie kann die Heilkraft förmlich spüren. So weist sich »der Richtige« aus. Warum hat ihr nie einer gesagt, dass es so leicht ist, den Prinzen zu erkennen?

Ihre Brüste sind auch anders, viel schöner, seit sie ihn kennt. Früher hatte sie Komplexe. Wegen ihrer großen Brustwarzen. Und sie fand, dass sie hingen, war froh, dass sie wenigstens gleich groß waren. Insgesamt schätzte sie ihren Busen so mittelansehnlich ein. Jetzt ist er der schönste der Welt: Er hängt kein bisschen, die Nippel sind ganz normal, er ist perfekt. Weil sie durch seine Augen sieht. Durch diese Liebe wird sie schöner, selbstbewusster, mutiger. Sie hört auf, Tagebuch zu schreiben, denn ihr Leben ist angefüllt mit diesem Mann an ihrer Seite, mit dem sie über alles sprechen kann. Jahrzehntelang. Zwei Kinder werden groß. Ihre Liebe bleibt.

Warum ihre Beziehung nach so langer Zeit immer noch so gut ist, werden sie oft gefragt. So oft, dass sie darüber nachdenken. Und ein paar Anhaltspunkte finden: Ganz früh will sie von ihm, der schon zwei lange Beziehungen und eine Ehe hinter sich hat, wissen, was das Geheimnis ist, wie man es schafft, lange zusammenzubleiben, denn sie ist üblicherweise nach drei Monaten wieder entliebt. Seine Antwort lautet: »Man darf das Interesse aneinander nicht verlieren, am besten macht man immer alles zusammen.«

Sie halten sich daran, nehmen sich gegenseitig überallhin mit. Sogar zu Veranstaltungen, bei denen explizit kein Anhang erlaubt ist. Keiner sagt etwas, denn sie werden als unzertrennlich wahrgenommen. Sie lassen in der Öffentlichkeit nie die Finger von sich, knutschen immer, wenn ihnen danach ist. Sie besuchen sich gegenseitig auf der Arbeit, lernen die Gesichter, von denen immer nur erzählt wurde, persönlich kennen.

Das erste Kind ist da, und sie verliert keinen Piep, als er dem Baby beim Anziehen fast den Arm auskugelt. Er macht es anders, aber Hauptsache, er macht es. Er soll nicht die Lust am An- und Ausziehen, Wickeln und Baden verlieren. So viele Männer behaupten, sie könnten mit Neugeborenen nichts anfangen. Sie ist sich sicher, dass der Fehler bei den Müttern liegt, die denken, sie wüssten es besser. Sie vertraut ihm hundertprozentig und kontrolliert ihn nicht, denn ein Elternteil, das liebt, kann doch nichts falsch machen.

Sie teilen sich Kinder und Haushalt gleichberechtigt. Wenn sie arbeiten geht, nimmt er sich frei, kommt mit, läuft stundenlang mit dem Kinderwagen über das Gelände und reicht ihr das Baby zum Stillen ins Studio. Dann spielt sie überlange Lieder, die »langen Rillen zum Stillen«, ganz offensiv, sogar Zeitungen berichten darüber. Anstrengende Kinderphasen, sexlose Zeiten nach Geburten, schlaflose Nächte, Krankheiten, niemals vergessen sie einander. Zwinkern sich manchmal über einem schreienden Kleinkind mitten in der Nacht zu, verdrehen die Augen, wenn es extrem hart wird, signalisieren sich mit einem müden Lächeln, dass sie einander noch haben. Dass die Beziehung an erster Stelle steht. Denn ohne ihre Liebe zueinander hätten sie keine Kinder haben wollen. Sie schlafen immer im selben Bett. Egal ob krank oder Kinderstress, niemals würden sie sich räumlich trennen.

Sie stellen fest, dass man sich voreinander den Hintern abwischen und über die Beschaffenheit des Stuhlgangs austauschen und sich dennoch fünf Minuten später erotisch finden und geilen Sex haben kann. Dass totale Ehrlichkeit sexy ist. Sie sagen sich immer alles. Aber sie müssen nicht alles zerreden, lieber gucken sie sich in die Augen und lächeln sich an. Sie akzeptieren schnell, dass jeder seine Eigenheiten hat, anders tickt, Dinge unterschiedlich interpretiert und andere Ansichten hat. Und dass dies nicht schlimm ist, sondern unterhaltsam. Mit seinem eigenen Spiegelbild zusammen zu sein wäre ja langweilig.

Weil sie Angst hat, dass sie sich irgendwann über Geld streiten, so wie es ihre geschiedenen Eltern jedes Mal bei der Kinderübergabe getan haben, entwickeln sie ein gerechtes, transparentes Prozedere, für das es nur eine Kladde und einen Stift braucht: Wer eingekauft hat, trägt die Ausgaben ins Büchlein ein und hat PLUS. Geht am nächsten Tag der andere einkaufen, zieht er seine Summe ab, sodass das PLUS schrumpft. Ziel ist die Null, denn dann haben beide gleich viel in den gemeinsamen Haushalt investiert. Private Ausgaben zählen nicht, nur Einkäufe für Gemeinsames wie Essen und Wohnen. Keiner will faul sein und MINUS anhäufen, so hält sich das Einkaufengehen beidseitig die Waage.

Sie sind Fremde, die sich interessant und liebenswert finden und beschließen, immer neugierig aufeinander zu bleiben. Und gleichzeitig das Fremde im Gegenüber, seine Andersartigkeit zu akzeptieren. Jede Person bleibt sie selbst. Wie in Masha Kalékos Gedicht aus den Siebzigern, in dem sie schreibt »Ich und Du wir waren ein Paar. Jeder ein seliger Singular«.

Eifersucht ist ihnen unbekannt. Sie weiß, dass er niemals eine andere toller finden würde als sie, und ihm geht es genauso. Sie sind sich einfach sicher. Sie sagen sich, wie sehr sie sich lieben, finden die Überlegungen und Tätigkeiten des anderen spannend. Er hört ihre Sendungen, sie liest seine Artikel, sie loben sich, geben sich Tipps, tauschen sich permanent aus. Mühelos. Ihre Körper werden älter, aber nicht die Bilder, die jeder vom anderen im Kopf hat. Weil er hin und wieder andeutet, wie schön er es fände, wenn sie verheiratet wären, gibt sie nach 18 Jahren nach und schenkt ihm das Ja. Weil es süß ist, wenn ein alter Punk spießig wird. Aber eigentlich auch nur, weil es nun nach dem Recht endlich erlaubt ist, seinen eigenen Nachnamen zu behalten.

Both Sides Now

Joni Mitchell

Ich habe Angst zu sterben. Ich möchte doch noch so viel erleben. Nie habe ich darüber nachgedacht, dass einer von uns sterben könnte, bevor er achtzig wird. Und wenn ich mal morbide Gedanken hatte, habe ich sie verdrängt. Beerdigungen habe ich auch nie gern besucht. Der Tod war bisher kein Thema in meinem Leben.

Und jetzt? Hat mein Unterbewusstsein auf irgendeiner feinstofflichen Ebene entschieden, dass ich vorzeitig abtreten soll, und deshalb meine Zellen entarten lassen? Bekomme ich wenigstens noch einen gewissen Zeitraum, um gegen den Krebs zu kämpfen? Moment. Das Wort »kämpfen«, das gemeinhin in dem Zusammenhang benutzt wird, irritiert mich. Warum soll ich mich selbst bekämpfen? Der Krebs ist ja kein Eindringling von außen, sondern in meinen eigenen Zellen entstanden. Soll ich etwa einen Krieg gegen meinen eigenen Körper führen? Was ist, wenn ich nicht kämpfe, sondern meinen Frieden mit der Diagnose mache und gar nichts tue? Lebe ich dann wirklich kürzer?

Die Gedanken rasen: Alle meine Zellen wissen doch, dass ich mitten im Leben stehe und noch nicht gehen will. Ich fühle mich blendend. Außer Heuschnupfen im Frühling und geschwollenen Brüsten vor meinen Tagen habe ich doch nichts. Nie Kopfschmerzen, nie Regelschmerzen, ich fühl mich fit wie ein Turnschuh. Und dennoch konnte sich mein Körper nicht gegen die kranken Zellen wehren? Wieso hat mein Immunsystem sie nicht erkannt und unschädlich gemacht? Machen doch die Immunsysteme von Tausenden von Rauchern und Fastfood-Essern auch, wieso nicht meins? Ich kann nicht begreifen, dass ich den Brustkrebs nicht gespürt habe, dass ich nicht gemerkt habe, dass so etwas Krankes in meinem Körper passiert. Ich war nicht müde oder kraftlos. Ich hatte nirgendwo Schmerzen. Ich schwöre, er hat sich nicht angekündigt. Krebs tut überhaupt nicht weh. Hätte ich nicht das Angebot angenommen, am Mammografie-Screening-Programm teilzunehmen, wäre ich immer noch der Meinung, ich sei gesund.

Denn ich wüsste nichts von »meinem« Krebs. Irgendwann, Monate oder Jahre später, hätte ich womöglich Knoten getastet, in einer oder beiden Brüsten, weil die Knoten vier oder fünf Zentimeter groß geworden wären. Aber auch bis zu diesem Moment hätte ich nie Schmerzen gehabt.

Was für eine seltsame Krankheit, dieser Krebs. Er macht keine Symptome, beeinträchtigt einen nicht, man kann ihn in keinem großen Blutbild erkennen und weiß jahrelang nicht, dass man ihn mit sich herumträgt. Am liebsten würde ich die Tatsachen ignorieren und so tun, als wäre nichts. Ich verstehe plötzlich Menschen, die Krebsdiagnosen für sich behalten. Es ist verlockend, nichts zu sagen und den geliebten Alltag weiter zu leben. Denn die Erkrankung macht es einem leicht, so zu tun, als sei alles in Ordnung.

Ich rede viel mit Hagen, frage ihn, ob es wohl Gründe gibt, dass ich Krebs bekommen habe. Er ist entrüstet. Nein! Erinnert mich an die Worte des Arztes. Als ich an eine Fehldiagnose glaubte und ihm vorrechnete, dass ich gar keinen Brustkrebs haben könne, ich, die ich weder adipös noch unsportlich bin, die ihre Kinder lang gestillt hat, eine Körnermühle besitzt und keinen Krebs in der Verwandtschaft hat. Daraufhin hatte der Arzt trocken und treffend konstatiert: »Es gibt keine Kausalitäten.« Es sei müßig, nach Gründen zu suchen. Ich solle es lassen. Denn gäbe es Gründe, wüsste man auch, wie man Krebs heilen kann.

Wumm, so einfach. Weil man nichts über die Entstehungsgründe weiß, gibt es bis heute keine Heilung, sondern nur immer mehr Krebskranke. Ich versuche also, nicht nach Gründen zu forschen. Aber erlaube mir die Frage: Warum ich?

Ich stelle sie nicht laut, denn ich möchte Hagen nicht belasten. Was soll er darauf schon antworten. Warum bloß ich? Womit habe ich das verdient? Werde ich für etwas bestraft? Ich weiß, diese Fragen klingen ichbezogen und weinerlich und machen keinen Sinn. Dennoch arbeite ich mich an ihnen ab.

Der lateinische Begriff für die Brust – Mamma. Wie Mutter. Ist mein schlechtes Verhältnis zu meiner Mutter schuld? Habe ich irgendetwas nicht aufgearbeitet, das nun in mir gärt? Als ich dies doch einmal laut sage, verbietet mir mein Babe solch unproduktive Gedanken. Man kann sie ja auch schnell mit Logik entkräften: Wenn die Krankheit als Bestrafung gedacht ist, müssten sehr viel mehr Menschen Krebs bekommen. Streithähne, Unterdrücker, Sadisten, Vergewaltiger, Mörder, Kinderschänder … Dieser Krankheit, legen wir gemeinsam fest, liegt keine Botschaft inne. Wer sie bekommt, hat einfach nur Pech gehabt.

Heute werden wir es unserer Tochter sagen. Unser Sohn ist ja noch verreist, er kommt erst nächste Woche zurück. Wie wird die 13-Jährige reagieren? Wird sie Panik kriegen? Es kommt darauf an, wie wir es sagen. Ich nehme mir vor, ganz ruhig und gefasst zu sein. Der Zeitpunkt ist günstig, sie schaut »Germany's Next Topmodel« und ist abgelenkt. In der Werbepause hört sie sich meinen Bericht an, sie ist eher neugierig als geschockt. Sie kennt eben noch keinen Krebs, für sie kommt die Diagnose keiner Todesbotschaft gleich. Alles zu abstrakt, um Panik zu schieben.

Eine Woche später holen wir den Sohn vom Flughafen ab. Der 21-Jährige wird gleich im Auto von mir mit der Neuigkeit überfallen, denn schon beim Umarmen am Flughafen werde ich emotional. Hier liegen die Tatsachen anders, er weiß mehr über die Erkrankung und ist sehr erschrocken. Aber ich kann miterleben, wie seine Besorgnis in Erleichterung umkippt. Denn ich rede gefestigt und zuversichtlich und habe einen Plan. Ich hatte Zeit, meine spontane Amputationsentscheidung mit Wissen zu unterfüttern.

Erkläre ihm, warum ich bald keinen Busen mehr haben werde. Würde ich meine Brüste erhalten lassen, müssten sie bestrahlt werden. Aber Strahlentherapie ist ungesund. Das Risiko, Lungenkrebs zu bekommen, ist erhöht, ebenso die Möglichkeit, die Lunge irreversibel durch die Strahlen zu schädigen. Da habe ich mir immer in die Hose gemacht, weil ich so oft geröntgt wurde. Wegen eines Außenbänderrisses am Fußgelenk, zweier Mittelfußknochenbrüche beim Sport, einer Schlüsselbeinfraktur nach dem Sturz von einem Pferd, mehrerer Knieoperationen wegen Osteochondrosis dissecans, diverser Lungen- und Gebissaufnahmen. Ist es nicht so, dass sich all diese Röntgenaufnahmen im Laufe des Lebens summieren? Wie oft ich geröntgt wurde! Kann man nicht mehr zusammenzählen. Früher wurde auch unbeschwerter drauflosgeröntgt. In den Sechzigern gab es sogar Schuhläden mit Röntgenkästen, unter die Kinder ihre Füße stellten; so wurde kontrolliert, ob die Schuhe richtig sitzen! Vielleicht habe ich vom vielen Röntgen Brustkrebs bekommen? Wieso sollte ich also jetzt noch weitere Strahlen sammeln!

Und wenn ich keine Brüste mehr habe, kann der Brustkrebs auch kaum wiederkommen. Das hormonabhängige anfällige Drüsengewebe ist ja dann nicht mehr da. Unser Sohn hört zu, ich merke, dass Hagens und meine Überzeugung, das Richtige zu tun, auf ihn beruhigend wirken. Er stellt keine Fragen. Vor allem, als ich doch vom wundersamen »Wiederaufbau« spreche, auf den ich selbst gespannt bin.

You're so Vain
Carly Simon

Der Arzt schwärmt von seinen chirurgischen Fähigkeiten: Die Narben würden sich zwar rechts und links bis zur Achselhöhle ziehen, aber er werde sie sehr schmal machen, sie würden kaum auffallen. Dann werde er mir die Brüste in der gewünschten Größe wiederaufbauen. Klingt gut. Regelrecht begeistert spricht er von der coolen Möglichkeit, im Anschluss Brustwarzen auf die Narben zu tätowieren. Das sähe sehr echt aus, manche Frauen würden sogar zusätzlich florale Elemente ringsherum stechen lassen.

Moment. Wieso brauche ich Brustwarzen-Tattoos? Kann man die Nippel nicht ausschneiden und wieder draufnähen? Ich schlucke und frage: »Wieso kann ich denn nicht meine Brustwarzen behalten? Konnte Angelina Jolie doch auch.«

Der ältere Herr klärt mich geduldig auf: Mrs. Jolie hatte keinen Krebs, sie habe sich die Brustdrüsen vorsorglich entfernen lassen. Aus Angst, es könne wie bei ihrer Mutter irgendwann dort Brustkrebs entstehen. Wenn es, wie bei mir, schon eine Diagnose und befallenes Gewebe gibt, befinden sich höchstwahrscheinlich auch Krebszellen in den Brustwarzen, denn die sind ja das Ende der Milchgänge, die die Drüsen durchziehen. Also auch kontaminiert. Die Nippel müssen weg.

Okay. Was meint er denn nun mit Wiederaufbau? Das Formen symmetrischer Hügel durch Eigenfettgewebe?

Jein. Es gäbe die Option, aber dazu bräuchte man Bauchfett. Doch leider hätte ich keins, das käme also bei mir nicht infrage.

Ich runzle die Stirn. Kann in dem Zusammenhang kein Kompliment aus der Information ziehen. Ich will mehr wissen und frage: »Wird das Fett bei Dicken mit einem Schlauch abgesaugt?«

Nein, der Bauch werde richtig aufgeschnitten und das Fettgewebe herausgekratzt.

Auf meine Frage, wie lang diese Narbe sei, streicht er einmal mit dem Finger quer über den Unterbauch.

Eine Narbe von dreißig Zentimetern? Krass. Zusätzlich zu den anderen beiden obendrüber? Selbst wenn ich Bauchfett *en masse* hätte, würde ich das nicht machen lassen. Narben sind doch Störfelder! Und Narben dieser Länge erst recht. Der Energielauf der Nerven wird dadurch beeinträchtigt, die Meridiane werden unterbrochen. Alles ungesund. Ich frage weiter: »Wie geht denn der Wiederaufbau ohne Eigenfett?«

Er grinst leicht ob meiner naiven Frage. Silikontitten!

Na gut, das Wort sagt er nicht, der feine Herr. Bei ihm ist die Rede von Brustimplantaten, und ich muss nachfragen, ob es sich um Silikon handelt. Mir fallen sofort die Pralinen mit den Fischlippen ein, die sein Wartezimmer und die Fernsehkanäle bevölkern. Bin entsetzt. Will irgendjemand Plastik im Körper haben, wenn er gerade Krebsgeschwüre an derselben Stelle hat entfernen lassen? Ich bestimmt nicht.

Meine Aversion wird minütlich stärker, denn ich erfahre, dass für Silikontitten mehrere OPs nötig sind – und zwar egal, ob für eine Brustvergrößerung oder den »Wiederaufbau« nach Brustkrebs. Bei schlanken Frauen kommt nur die submuskuläre Technik infrage. Dabei werden die provisorischen Silikonkissen unter den Brustmuskel platziert. Über Schläuche werden die Implantate nach und nach mit Flüssigkeit gefüllt, um den Muskel zu dehnen – bis zur gewünschten Körbchengröße. Das dauert, denn Brustmuskeln sind stark und sehnig, es geht also jedes Mal nur millimeterweise voran. Irgendwann sind die Muskeln genügend ausgeleiert, dann wird wieder operiert, und die provisorischen werden durch richtige Silikonkissen ersetzt. Und nach spätestens zehn Jahren müssen wieder neue Silikonkissen her, denn die alten sind porös und/oder verrutscht. Dritte OP. Häufig reagiert das menschliche Immunsystem auf den Fremdkörper mit einer Kapselbildung, und zwar egal, ob die Kissen mit ungesundem Silikon oder nicht ganz so ungesundem Sojaöl gefüllt sind. Dann bildet sich rund um das Implantat Narbengewebe, welches das Silikonkissen auch gerne mal schrumpfen lässt. Und dann sieht die Brust aus wie ein Hartgummiball. Schon wieder auf den OP-Tisch. Nein danke. Ich lehne die Silikontitten, die der Arzt euphemistisch »Wiederaufbau« nennt, rigoros ab.

Er ist sichtlich enttäuscht. Aber nur kurz, denn er weiß es ja besser: Die meisten Frauen, bei denen eine Mastektomie durchgeführt wurde, würden sich ja erst nach einem bis zwei Jahren zu einem Wiederaufbau entscheiden. Ich würde sicher zu einem späteren Zeitpunkt ganz anders darüber denken. Und mich dann doch seinen Künsten stellen.

No way, Meister. Ich verachte dieses Schönheitschirurgie-Business. Und die Frauen, die solche Schönheits-OPs ausführen lassen. Warum freiwillig unters Messer legen? Um dem gängigen Schönheitsideal zu entsprechen? Um Männern zu gefallen? Um sexy auszusehen? Weil es peinlich ist, dass die Dinger irgendwann hängen? Was für eine kranke Sichtweise auf den Körper. Es ist doch normal, dass die Schwerkraft an allem zieht, was nicht mehr jung und prall ist. Damit kann man sich abfinden. Alle Lebewesen altern nun mal. Frauen, die Panik schieben vor dem Altern und es unter großem Aufwand und unter Schmerzen verstecken wollen, haben wohl noch nichts Schlimmes erlebt. Sollen sie doch lieber gute Bücher lesen, ehrenamtlich arbeiten oder das viele Geld für einen guten Zweck spenden. Wozu ohne Not den Körper schädigen? Ist mir völlig unverständlich. Sie könnten sich ja stattdessen an den faltenlosen Gesichtern und Körpern ihrer Kinder erbauen. Da steckt doch was von einem selber drin. Über den stolzen Blick aufs eigene Kind könnte man doch den nötigen Abstand trainieren und den Anblick des eigenen welken Körpers mit Humor ertragen.

Lieber alt werden, als mit fünfzig schon sterben! Scheiße, wie gerne würde ich alt werden. Richtig unschön alt werden. Schlaff. Welk. Faltig. Grau. Blind. Alles egal, Hauptsache leben!

Ich halte keinen glühenden Vortrag gegen seine sinnlose Schönheitschirurgenarbeit. Das würde dem alten Mann auch sehr missfallen. Und ich bin momentan zu emotional und angeschlagen, um meine Position mit lautstarken Argumenten verteidigen zu können. Argumentieren geht nur, wenn man kein Patient ist.

Als wir endlich das Silikonthema hinter uns haben, erfahre ich etwas Interessantes. Dass es nämlich ziemlich selten ist, dass eine Frau beidseitig Brustkrebs bekommt. Die meisten Frauen haben nur eine befallene Brust. Bin ich also etwas Besonderes.

Ich erfahre zudem, dass generell immer brusterhaltende Operationen empfohlen werden. Außer es handelt sich um ein sehr großes Karzinom, das kaum gesundes Gewebe übrig lässt, oder um den gefährlichen entzündlichen Brustkrebs. Die brusterhaltende OP wird bei der Zertifizierung von sogenannten »Brustzentren« auch gefordert. Zur Begründung heißt es, dass sie im Vergleich zur Amputation zu einem besseren kosmetischen Ergebnis und einer geringeren Beeinträchtigung der Selbstwahrnehmung und der Sexualität führt. Sagt die Gesellschaft der Onkologen, also der Krebsspezialisten. Klar sieht man als Frau fraulicher aus mit Busen, aber es sollte doch wenigstens der Hinweis gegeben werden, dass frau länger lebt ohne ihr krankes Fleisch. »Amputationen haben doch einen Gesundheitsvorteil, nicht wahr Herr Doktor?«

Er gibt zu, dass die Wahrscheinlichkeit, ein lokales Rezidiv zu bekommen, extrem niedrig ist, wenn frau keine Brüste mehr hat.

Er fragt, ob ich das *Amazonen*-Buch von Uta Melle kenne.

Ja, aus seinem Wartezimmer. Ich war überrascht, darin so viele einbusige Frauen zu sehen. Offenbar lassen sich Frauen, die nur eine befallene Brust haben und sich für eine Amputation entscheiden, in der Regel auch nur die eine abnehmen. Erzähle ihm, dass ich mich nicht daran gewöhnen könnte, nur eine Brust zu sehen. Wegen der fehlenden Symmetrie. Ich kann Spagat links genauso gut wie rechts. Wenn ich mit dem Motorrad einen engen Rechtskreis fahre, schließe ich einen Linkskreis an. Beim Eislaufen übersetze ich beide Seiten, auch wenn ich eine Schokoladenseite habe. Ich möchte eben immer, dass beide Seiten gleich gut sind. Ich würde auch keinen seitlichen Zopf aushalten. Entweder zwei oder einen in der Mitte. Seitenscheitel geht auch nicht bei mir. Ich bin sicher, dass ich mir beide hätte wegmachen lassen, selbst wenn bei mir nur eine Brust befallen wäre. Eine gesunde Brust amputieren? Ja, mein Körpergefühl würde es nicht aushalten, wenn so ein Gewicht einseitig herumhängen würde. Habe ich deshalb Brustkrebs beiderseits bekommen? Weil ich ein Symmetriejunkie bin? Im Kopf und in den Zellen?

Zu Hause recherchiere ich im Internet prominente Frauen, die Brustkrebs hatten: Olivia Newton-John, Sheryl Crow, Melissa Etheridge, Kylie Minogue, Anastacia, Carly Simon. Sie alle haben noch Brüste, entweder ihre eigenen bestrahlten oder künstliche aus Silikon. Für meine Option hat sich offenbar keine der VIPs entschieden. Ich ziehe die Carly-Simon-LP *No Secrets* aus dem Regal. Die mit dem Hit über Eitelkeit, auf dem Mick Jagger Backing Vocals singt. Die Platte ist aus den Siebzigern, auf dem Cover sieht man sehr prominent Carlys Brüste, deren Nippel sich durchs T-Shirt abzeichnen. Es sind sehr schöne BH-lose Brüste. Vielleicht hat sie sich nach ihrer Krebsdiagnose das Cover immer wieder angeschaut und es deshalb nicht übers Herz gebracht, auf den Wiederaufbau zu verzichten?

The Faith Healer

The Sensational Alex Harvey Band

Ich mäandere durch eine seltsame Parallelwelt auf der Arbeit. Niemand dort weiß von meiner Krebsdiagnose. Seit einer Woche habe ich einen neuen verantwortungsvollen Job, gehöre zur Leitung, bin Führungskraft. Die meisten meiner Mitarbeiter*innen haben sich auf meine Position beworben. Die Vibes sind nicht feindselig, aber angespannt. Viel Neues, Bürokratisches, Ungewohntes. Einarbeitung gibt es nicht. Learning by Doing. Nicht alle sind mir wohlgesonnen, manche lassen mich in Fallen tappen, als Konsequenz kontrolliere ich zu sehr und vertraue zu wenig. Wahrscheinlich ein typischer Anfängerfehler. Aber diese Herausforderungen lenken mich ab. Auch dass ich das erste Smartphone meines Lebens bekomme, ein Diensthandy. Diese zeitfressenden, süchtig machenden tragbaren Minicomputer haben mich nie interessiert. Durch Strahlenverseuchung kann der Krebs schon mal nicht gekommen sein. Wer mich erreichen wollte, musste Hagen anrufen. Mein Babe war mein Privatsekretär. Eine tolle Arbeitsaufteilung. Für mich jedenfalls. Nicht ständig persönlich erreichbar zu sein, ist ein guter Filter, denn die Anrufer wollen ja immer gleich Antworten. Kannst du mal schnell einspringen?

Da sagt es sich nicht gut »Nein«, auch wenn man wirklich weder die Zeit noch die Lust hat. Zu viel »Nein« macht unbeliebt. Das zwischengeschaltete Vorzimmer bedeutet Zeitverzögerung, da werden dann lieber andere gefragt. Aber jetzt, wo ich nicht mehr freie Mitarbeiterin, sondern fest angestellte Redakteurin bin, erübrigt sich das Ganze. Es wird Zeit für ein Handy.

Ich sage Bescheid, dass ich ins Krankenhaus muss zu einer Operation, es sei »so eine Frauensache«. Zum Glück fragt keiner nach.

Freitag, 10. 9.

Hagen fährt mich ins Krankenhaus. Wir reden nicht. Ich bin gefasst. Jetzt. Nur meine Augen brennen noch. Vom Weinen gestern Abend. Gestern bin ich zusammengebrochen. Bin um 21:00 Uhr ins Bett gegangen und habe geheult, geheult, geheult. Laut. Es war mir peinlich, wusste ich doch, dass mich alle hören, aber ich konnte es nicht abstellen. Mein Babe schlich draußen vor der Tür herum wie ein angeschossenes Tier. Niemand konnte mich trösten. Meine Kinder versuchten es erst gar nicht, und Hagen schickte ich weg. Ich weiß, dass er mitlitt und doppelt traurig war, denn er kann mich nicht weinen sehen. Ich konnte trotzdem nicht aufhören. Weil ich mich beweinen musste. Meine Brüste beweinen musste.

Und immer wieder die Gedankenmühle durcharbeiten: Ich könnte sie behalten, noch ist es nicht zu spät. Könnte die nur zentimetergroßen Karzinome entfernen, eine Bestrahlungstherapie über mich ergehen lassen und danach aussehen wie vorher. Aber das wäre nur die Optik. Innerlich hätte ich meinen Körper geschädigt. Durch die Strahlen. Und womöglich wären immer noch kranke Zellen in den Brustdrüsen, die sich vermehren würden. Ich weiß, die Entscheidung ist radikal, aber sie sichert mir bestmögliche Gesundheit.

Fühlt sie sich richtig an, die Entscheidung? Ja schon. Wirklich? Ich glaube ja. Sicher? Ja, auch wenn sie unpopulär ist und von Fachleuten nicht empfohlen wird. Aber warum sollen Fremde über mich entscheiden? Ich habe eine misstrauische Ader, stelle ich fest. Denn ich frage mich immer, ob nicht jeder Mensch den eigenen Vorteil über alles stellt. Und ob nicht viele Entscheidungen falsch getroffen werden, weil die Entscheidungsträger*innen nur halb informiert sind, unter Zeitdruck stehen, Aspekte übersehen, sich nicht konzentrieren. Kein Vorwurf, es ist wahrscheinlich menschlich. Auch Ärzt*innen haben ein Privatleben, das ihnen wichtiger ist als die fremden Patient*innen. Für mich ist es schlüssiger, meine eigenen Entscheidungen zu treffen. Auch falsche kann ich leichter verarbeiten, wenn ich sie selbst gefällt habe und nicht ein anderer daran »schuld« ist. Ich möchte keine passive Rolle einnehmen und Fremden gehorchen, wenn es um mich geht. Denn mein Ziel ist es, mit mir im Reinen zu sein, ganz ohne innere Zweifel und Zerrissenheit. Und niemand kennt mich besser als ich. Mir ist die Entscheidung, mich für immer von meinen Brüsten zu trennen, vollkommen plausibel und logisch, sie macht mich innerlich ruhig, also ist sie die richtige.

Deshalb habe ich gestern Abend Abschied genommen, meine Brüste unter viel Wehklagen zu Grabe getragen. Diese Brüste, die meine Kinder gesäugt haben. Ich hatte nach jeder Geburt so viel Milch. Wie toll, dass man sie aus einem halben Dutzend kleiner Löcher dreißig Zentimeter weit schießen kann, wenn man den Nippel zusammendrückt. Was für ein Spaß. Manchmal habe ich auch ein Schnapsgläschen durch Brustmelken befüllt und es selbst ausgetrunken. Was für das Baby gut ist, kann auch für die Mutter nicht schlecht sein, dachte ich. Was war ich doch für eine Milchkuh gewesen. Das Gefühl, wenn sie fast platzen und dann endlich der Säugling dran zieht. So erleichternd, so angenehm. Fast orgasmisch.

Wir drei haben zusammen ganz schön was erlebt, meine Brüste und ich. Bei beiden Kindern hatte ich während der Stillzeit eine Brustdrüsenentzündung – mit Fieber und harten roten Stellen. Wie haben Hagen und ich über die »Quarktaschen« gelacht, die mit kaltem Magerquark beschmierten Dinger, die nach dem Trocknen das ganze Bett vollkrümelten. Aber der Quark half und zog die Entzündung heraus.

Oder meine beiden seltsamen Nippelhaare, lange blonde schamhaarähnliche Haare, aus jeder Brustwarze wächst eins. Ein paar Mal im Jahr fallen sie mir plötzlich auf, stehen da, drei Zentimeter lang. Ich ziehe sie nicht gleich raus, sondern feiere sie ein wenig ab, finde sie lustig. Meine geheime Ulkigkeit, denn nirgendwo habe ich je davon gehört. Ich werde nie wieder über sie schmunzeln.

In unseren Fotoalben gibt es viele Busenbilder von mir. Weil ich gerne nackt bin. Weil ich FKK mag. Und weil mein Babe meine Brüste mag. Die sind jetzt gleich Geschichte.

Im Krankenhaus erst mal Bürokratie. Patientenaufnahme, Blutabnahme, Narkose-Aufklärungsgespräch. Mir fallen plötzlich meine Rückenschmerzen ein, und ich bekomme einen Schreck. Seit gut einem Jahr habe ich manchmal leichte Schmerzen in der Lendenwirbelsäule, könnten dies etwa Metastasen sein? Brustkrebs streut doch in die Knochen! Ich bin beunruhigt und offenbar nicht die Einzige, denn meinem Wunsch nach einer MRT-Abklärung wird sofort entsprochen.

Nach der Untersuchung in der klopfenden Magnetröhre bekomme ich ein Bett zugewiesen in einem Zwei-Bett-Zimmer mit einer älteren Dame, Mitte siebzig. Sie hat zum zweiten Mal Brustkrebs. Dieselbe Brust, jedes Mal brusterhaltend operiert, anschließend Bestrahlung. Beim ersten Mal war sie Mitte sechzig. Ich mag sie, aber wir werden unterbrochen, meine nächste Station ist das Szintigramm.

Um zu wissen, welches die ersten »Wächterlymphknoten« in den Achselhöhlen sind, die befallen sein könnten, wird mit Kontrastmittel geröntgt. Sie sollen gleich während der OP entfernt und per Schnellschnittdiagnostik untersucht werden. Ich bekomme die Substanz mit einer langen Nadel in beide Brüste gespritzt. Tief rein geht die Kanüle, in die Nähe der Tumore. Ich habe auch jetzt wieder eine Lokalanästhesie abgelehnt, weil ich meinen Körper nicht mit unnötigen Chemikalien belasten will. Stelle erleichtert fest, dass es gut auszuhalten ist, die Schmerzen entstehen wohl eher im Kopf durch das martialische Bild, an Ort und Stelle tut nicht viel weh. Nach zwanzig Minuten wird das Mittel in den Lymphbahnen ankommen und den ersten Knoten markieren. Doch nach zwanzig Minuten hat sich bei mir nichts getan, und nach einer halben Stunde immer noch nichts.

»Oh, Sie haben aber einen langsamen Stoffwechsel. Da müssen Sie jetzt mal ein bisschen Gymnastik machen.«

Okay. Ich soll die Arme hoch und runter bewegen. Das kommt mir zu statisch vor. Ob ich auch rumtanzen darf, frage ich, na klar, mir wird sogar das Radio im Nebenraum eingeschaltet. Ich hotte also zwischen den Apparaturen und Röntgenröhren herum, kreise wild mit den Armen, komme mir vor wie eine Ausdruckstänzerin aus den Zwanzigerjahren und muss über mich selbst lachen. Ich habe erstaunlich gute Laune angesichts der beschissenen Situation. Absurd. Mein Kreislauf gerät endlich in Wallung, das Kontrastmittel verteilt sich. Die »Sternenkarten«, die ich auf dem Monitor sehe und die den Verlauf des Mittels durch die Lymphadern dokumentieren, sind spannend.

Aber wenn mich morgen der Chirurg aufschneidet, sieht er nur einen blutigen Fleischwust, wie soll er denn da die ersten Lymphknoten finden? Ich frage, und die burschikose Dame erklärt, dass das Kontrastmittel einen Farbstoff enthält, der sich in den Wächterlymphknoten anreichert, sodass sie dem Operateur in meiner Achselhöhle förmlich entgegenleuchten. Ich verkneife mir Fragen zum krank machenden Aspekt von radioaktiven Kontrastsubstanzen, Farbstoffen und wiederholtem Röntgen. Die Antworten sind immer gleich: »Dann dürfen Sie auch nicht fliegen.« Und dann wiederum müsste ich erklären, dass wir alle viel zu wenig wissen über die Wechselwirkungen all der Substanzen, die sich im Körper summieren. Die Strahlen der Apparate, der Handys und der Radios, die Düngemittel und Unkrautvernichter, die Schwermetalle, die Mikroplastikteilchen, die Antibiotikareste – all dies ist womöglich ein Giftstoff-Cocktail, den wir in uns tragen, der überhaupt nicht bekannt und erforscht ist, aber sehr gut die Ursache für Krebs sein könnte.

Innerlich bin ich nun markiert; wenn der Arzt die Lymphknoten morgen findet und schnell untersuchen lässt, kann ich nur hoffen, dass dort keine entarteten Zellen zu finden sind. Dann hätte ich ganz schön Glück gehabt. Kaum bin ich zurück im Zimmer, fliegt die Tür auf, eine aufgeregte Ärztin segelt hinein: »Wir können Sie morgen nicht operieren, Sie haben einen schlimmen Bandscheibenvorfall.«

Ich bin erleichtert. Also zumindest keine Metastasen im Rücken. Der Brustkrebs hat nicht in die Knochen der Wirbelsäule gestreut.

Uff. Leicht belustigt versuche ich zu erklären, dass dieser Bandscheibenvorfall gar nicht schlimm ist. Ich könnte auf der Stelle eine Brücke aus dem Stand machen und dann abwechselnd noch die Beine neunzig Grad nach oben strecken, ich habe meine Rückenmuskeln trainiert, sie stützen die Wirbelsäule wie ein Korsett. Wozu bin ich wohl ausgebildete Physiotherapeutin?

Aber die Ärztin will nichts davon wissen. Auch beweisführende Akrobatikübungen will sie nicht von mir vorgeturnt bekommen. Ich muss immer noch grinsen: Was hat noch mal der Rückenbefund mit der Brust-OP zu tun?

Überraschenderweise hat sie eine Erklärung parat: Sollte ich vom OP-Tisch fallen, könne ich mit der Vorgeschichte querschnittsgelähmt sein!

Ha, ha, ha, was für ein Quatsch. Wieso sollte ich vom OP-Tisch fallen? Ich frage, was denn mein Operateur dazu sagt, und bekomme keine zufriedenstellende Antwort, anscheinend ist er nicht zu erreichen. Ein Orthopäde müsse sich das Ganze ansehen, aber es ist gerade keiner im Haus. Die besorgten Ärzte, inzwischen sind es zwei, schlagen vor, die OP zu verschieben, bis ich ein Attest von einem Orthopäden vorweisen kann.

Das wird mir jetzt echt zu blöd. Ich drehe den Belustigungshahn zu und werde ernst und streng. Ich bestehe darauf, morgen operiert zu werden, und biete an, eine schriftliche Erklärung abzugeben, dass ich auf eigenes Risiko operiert werde. »Sollte während der OP etwas mit dem Rücken schiefgehen, dann ist es meine eigene Schuld, wenn ich die Anstalt im Rollstuhl verlasse.«

Die Ärzte sind erleichtert. So geht es. Ich setze also meine Erklärung auf und habe wieder Ruhe. Am Abend kommt mein Arzt zur Stippvisite, kopfschüttelnd. Er erzählt von den unzähligen Panikanrufen, die er bekommen hat, und lobt mich für mein Schreiben. Röntgenbilder vom Rücken sehen bei jedem Menschen, der über zwanzig ist, krankhaft und bedrohlich aus. Verschleiß sei ganz normal, tue meist auch gar nicht weh, denn der Mensch habe ja Muskeln, die das Skelett zusammenhalten. Das kann ich bestätigen:

Ein HWS-Röntgenbild wies bei mir vor Jahren mehrere Bandscheibenvorfälle im Genick aus. Spätfolgen wilder Diskotheken-Kopfschüttelei in den Achtzigern. Zu »Baby Love« von Mother's Finest. Oder noch besser, zum »Faith Healer« von Alex Harvey. Als ich damals dem Orthopäden erklärte, dass ich keinerlei Beschwerden mehr habe, seit ich meine Nackenmuskulatur mit stundenlangem Kopfstand trainiere, schlug er die Hände über dem Kopf zusammen und riet mir vom Yoga ab. Unter fünfzig Ärzten findet man nur einen, der über den Tellerrand hinausschaut. Einen, der wirklich intelligent ist. Damit meine ich nicht diese schulmäßige Auswendiglernerei, die schnelle Auffassungsgabe, logisches Denken und den Abi-Durchschnitt von 1,0. Ich meine eine andere Intelligenz: Antennen für den ganzen Menschen, seine Physis und Psyche, genaue Beobachtungsgabe, Einfühlungsvermögen, eine große Allgemeinbildung, Neugier auf Nichtlogisches und ein gesundes Misstrauen. Man muss alles hinterfragen, auch die vermeintlich richtigen Regeln und Vorgaben. Denn die Wahrheit von heute ist die Unwahrheit von morgen. Hat die Geschichte schon tausendfach vorgemacht.

Mein »guter« alter Arzt lobt mich also, dass ich einen kühlen Kopf bewahrt habe, und freut sich mit mir, dass ein Bandscheibenvorfall mit fünfzig normal ist und das bisschen Rückenschmerz, das ich manchmal verspüre, mich weder von der Brücke noch von der OP abhält. Eine schöne Ablenkung war das.

Als sich der Abend senkt und ich mit meiner Zimmernachbarin alleine bin, reden wir über Brustkrebs. Sie beschäftigt sich schon seit zehn Jahren damit, ich erst seit zehn Tagen. Sie reicht mir das Buch *Krebszellen mögen keine Himbeeren* über den Nachttischschrank, und ich fange an zu lesen. Erfahre, welche Nahrungsmittel das Immunsystem stärken, welche sekundären Pflanzenstoffe aus rohem oder gedünstetem Gemüse Krebszellenwachstum hemmen, wie wichtig Beeren, Kohl, Nüsse, Pilze und frisches ungespritztes Obst sind. Ein Augenöffner, besonders angesichts des Krankenhausessens. Ich ziehe sofort Konsequenzen und lasse das Abendbrot links liegen: Graubrotschnitten, Wurst und Streichkäse-Ecken, Joghurt mit irgendeinem Erdbeeraroma-Zucker-Püree und Tomaten- und Gurkenscheiben, die schon Stunden zuvor in Scheiben geschnitten worden sind. Natürlich sind sie nicht bio, sondern mit Chemikalien gespritzt. Habe eh keinen Hunger, bin nervös. Ich lese bis weit nach Mitternacht, dann ist das Buch zu Ende.

Am nächsten Morgen bin ich früh dran. Nehme vor der Narkose kein Beruhigungsmittel, muss mehrfach erklären, dass ich eben nicht sediert, sondern Herrin meiner Sinne sein will. Hellwach geht es also ins Zimmer vor den OP-Saal. Ich soll das Flügelhemd ausziehen, darf nur die Netzunterhose anbehalten. Um nicht zu frieren, deckt man mich mit einer blauen »Wärmedecke« zu, sie ist dünn und aus Mikrofaser, aber stimmt – sie wärmt.

Als meine Pulswerte, die über eine Fingerklemme gemessen werden, auf dem Monitor zu sehen sind, bin ich überrascht: fast neunzig. Ganz schön schnell. Die Aufregung. Hoffentlich kommen jetzt keine dummen Sprüche, von wegen, ich hätte die Tablette nehmen sollen. Ich beginne, tief und ruhig zu atmen, beschwöre mein Herz: Werde ruhig, schlage langsamer. Funktioniert.

Man kann zusehen, wie der Puls von neunzig auf achtzig fällt und bis 64 runtergeht. Ich kenne ihn doch, meinen Körper, ich weiß, wie ich ihn manipulieren kann, wenn ich bloß wüsste, was ihn da oben hat entarten lassen.

Der Anästhesie-Arzt kommt. Typ sportlich gut aussehend. War früher in der Schule bestimmt einer von den Poppern und Tennisspielern. Slick. Wir reden nett miteinander, er lässt das Anästhetikum in die Vene fließen und sagt: »Denken Sie an was Schönes, an den letzten Sommerurlaub, Sie waren doch bestimmt gerade in Urlaub, so braun wie Sie sind.«

Mir kommen die Tränen. Wie auf Knopfdruck laufen sie rechts und links herunter. Wenn er wüsste. Vor dreieinhalb Wochen sind wir aus Gozo zurückgekommen. Wo wir jedes Jahr im Sommer sind, unsere Lieblingsinsel im Mittelmeer, wo wir immer unsere Freunde aus England, USA und Schottland treffen. Wo unsere Kinder groß geworden sind. Jedes Jahr vier Wochen schwimmen, tauchen, schnorcheln, im Sand aalen, Boot fahren, Essen gehen, Pink Partys feiern ... Bilder schießen mir durch den Kopf: wie ich mit meinem Babe an der Felsenküste war, er mich fotografiert hat und ich das Bikinioberteil ausgezogen habe. Hinter mir das tosende Wasser. Wie ich mich nackt an ein schmiedeeisernes schwarzes Gitter gepresst habe, meine Brüste quollen bondagemäßig zwischendurch, sein hungriger Blick – ein Kompliment. Denke daran, wie ich Schweinebammeln an einer Stange gemacht habe, im Bikini mit ganz viel Schwung; wenn es vorne hochging, stand ich fast waagerecht in der Luft. Erinnere mein Lachen. Wie unbeschwert mein Leben war. Wie sorglos. Die achtlose Standardaufforderung, an den letzten Urlaub zu denken, macht mir schmerzvoll klar, dass ich nie wieder so sorglos sein werde. Dass es der letzte Urlaub meines alten Lebens war. Es ging fünfzig Jahre. Wer weiß, ob mir überhaupt noch ein Drittel davon gegönnt ist und ob ich je wieder unbeschwert sein kann. Ich denke nichts mehr.

Cry Baby

Janis Joplin

Zum ersten Mal werde ich kurz wach im Aufwachraum, weil mich jemand anspricht. Es ist der slicke Narkosearzt. Er klingt gespielt vorwurfsvoll: »Na, Sie sind mir ja eine, da mache ich Ihnen eine so schöne Narkose, und Sie weinen!«

Ich bin noch zu weggetreten, um mich zu erklären und ihm zu sagen, dass sich sein Schema F nicht bei jeder Patientin eignet. Wer im Begriff ist, seine Brüste zu verlieren, möchte nicht an das Bild und an das Gefühl erinnert werden, wie sie vor Kurzem noch am Strand im Bikini hüpften. Der Narkosearzt hätte mich lieber dazu ermuntern sollen, mir einen Wald vorzustellen oder einen mit Palmen gesäumten Strand.

Als ich richtig wach bin und wieder bei vollem Bewusstsein, bin ich zurück auf der Station. Allerdings kann ich kaum atmen. Ein Panzer beengt meinen Brustkorb. Es ist der sehr feste Verband um meinen Oberkörper. Er fasst sich ähnlich an wie ein Cast für gebrochene Extremitäten, offenbar wurden aushärtende Bandagen verwendet. Dennoch kann ich damit aufstehen, muss ich auch. Als ich mit Unterstützung auf die Toilette gehe, wird ein Infusionsständer mitgeführt, an den die Redonflaschen gehängt werden. Rechts und links wurden in die OP-Gebiete vor dem Vernähen Schläuche gelegt, die nun in den Redons enden. Mit Unterdruck ziehen sie Sekret aus den Wunden. Die Flaschen sind mit hellrotem Blut gefüllt.

Mir wird eingeschärft, die Arme nicht über achtzig Grad zu heben. Schmerzen habe ich keine, eigentlich fühle ich mich ganz gut. Für eine derart krasse Amputation geht es mir super. Ich freue mich auf meine Familie. Hagen kommt mit den Kindern. Ihre anfängliche Unsicherheit gibt sich schnell, als sie sehen, wie gefasst ich bin. Freue mich über ihr Kompliment, ich sähe wie eine Amazone aus. Das »Korsett« stehe mir sehr gut, meine Schultern und Arme wirkten jetzt noch viel muskulöser als zuvor.

Mein Babe ist still, äußerlich ruhig, aber sein Blick ist besorgt, fast ein bisschen wirr, scheint mir. Der umsichtige Held hat viel Essen mitgebracht. Salat, Trauben, Nüsse, alles bio. Er weiß, dass ich das zerkochte minderwertige Kantinenessen aus der Krankenhausküche seit dem Himbeerenbuch nicht mehr anrühre und deshalb einen Riesenhunger habe. Später am Abend will er alleine noch mal wiederkommen, das finde ich schön. Besuch in Häppchen ist besser als stundenlang. Und zu zweit können wir besser reden.

Die nette ältere Bettnachbarin wurde entlassen. Ich bin alleine im Zwei-Bett-Zimmer. Sehnsüchtig warte ich auf den Arzt. Will so viel wissen, habe tausend Fragen. Wie war die OP? Wie lange hat sie gedauert? Hat er nur die Brustdrüsen weggenommen oder auch Teile des Brustmuskels? Wie lange dauert die Heilung? Warum nur achtzig Grad? Werden meine Schultern nicht ganz schnell steif, wenn ich die Arme nicht höher heben darf? Wann darf ich raus? Wie lange bin ich krank?

Endlich kommt er. Selbstbewusst und wichtig. Den offenen weißen Kittel über der normalen Kleidung. Sein Blick fällt auf seine Patientin: Wieder liegt hier eine Frau, die abhängig von ihm ist und ihn mit bittenden Augen anschaut. Wie jeden Tag. Eine Frau, die er vorm Krebs »gerettet« hat, die dankbar ist und ihn dafür bewundert. Es muss eine süchtig machende Droge sein, diese große Macht, die Chirurgen haben. Der Auftritt im Krankenzimmer, der bittende Blick von unten nach oben, ist er nicht vergleichbar mit dem Auftritt eines Musikers auf der Bühne, der von seinen Fans bejubelt wird?

Er war der letzte Mann, der meine Brüste angefasst hat. Diesen intimen Bereich, den 25 Jahre lang nur meine Kinder und mein Mann berührt haben. Haben er und seine Kolleg*innen im OP meinen Busen kommentiert? Wie wurde er angefasst? Wie grob oder sanft lief das Ganze ab? Wurden die abgeschnittenen Halbkugeln auf ein silbern glänzendes Edelstahltablett gelegt, und schwabbelten sie da wie Wackelpudding? Und rutschten sie dann, eine rote Spur hinterlassend, in den Mülleimer? Das sind Fragen, die ich ihm nicht stelle. Aber mir wird klar, dass ich sie gerne noch ein letztes Mal sehen würde. Frage ihn, ob es Fotos von den abgeschnittenen Brüsten gibt.

Die Koryphäe blickt irritiert. Natürlich nicht.

Wieso natürlich? Von der heiligen Agatha von Catania gibt es doch auch Bilder ihrer abgeschnittenen Brüste. Ihre vom verschmähten Ehemann aus Rache abgeschnittenen Dinger liegen sogar immer noch, nach 1700 Jahren, als schrumpelige Reliquien in irgendeiner Kirche herum. Hätte ich mein Interesse bloß früher angemeldet, jetzt ist es zu spät. Immerhin erfahre ich, dass ich in Zukunft leichter sein werde, denn meine Brüste, 80B groß, wogen zusammen circa ein Kilogramm. Und was wurde mit dem Kilo blutigen Fleisches gemacht?

Es ist nicht im Mülleimer gelandet, es wird noch vom Pathologen untersucht. Die endgültige Diagnose kommt erst in ein paar Tagen, aber er kann mir schon mal versichern, dass mit den entnommenen Lymphknoten alles in Ordnung war. Die Schnellschnittdiagnostik ergab: keine malignen Zellen in den Wächterlymphknoten, die Brustkrebsherde haben also nicht gestreut.

Meine Augen werden feucht. »Heißt das, ich sterbe doch nicht so bald?«

Er antwortet: »Onkologen denken in Zehn-Jahres-Schritten.«

Ich: »Also mach ich die sechzig wohl sicher?«

Er: »Sie werden siebzig und haben keinen Krebs mehr. Das weiß ich. Das verspreche ich.«

Wow. Ich weine und weiß nicht, ob ich ihm glauben darf. Ich würde es so gerne. Aber wie kann er das so felsenfest behaupten, wo es doch bei achtzig Prozent der Betroffenen in den ersten sechs Jahren zum Rückfall kommt? Und bei zwanzig bis dreißig Prozent der in frühem Stadium diagnostizierten Brustkrebspatientinnen dennoch Metastasen innerhalb der nächsten zehn Jahre auftreten. Bei zwanzig bis dreißig Frauen von hundert, die wie Hilla oder ich keine Chemo gebraucht haben, streut der Krebs doch. Ich bin hin- und hergerissen, wem ich glauben soll. Den Zahlen oder dem Arzt. Woher will er wissen, dass ich zu den siebzig Frauen gehöre, die verschont werden? Oder meint er, dass der Krebs, selbst wenn er metastasierend wiederkommt, durch Chemo und Antihormone über zwanzig Jahre in Schach gehalten werden kann? Als chronische Krankheit überlebbar, aber natürlich unter großen Einbußen der Lebensqualität.

Er werde morgen wiederkommen, sagt er beim Hinausgehen. Warum bin ich bloß so traurig?

In der Nacht habe ich Schmerzen – quer über dem Brustkorb,

wahrscheinlich an den Wunden. Ich weiß nicht, wie sie verlaufen, wie sie aussehen, wie lang sie sind. Vielleicht ist es eine einzige Narbe quer rüber? Außerdem tut mir der Rücken weh, und es piekt unangenehm hinten an den Oberarmen. Ich nehme nichts. Will keine Schmerzmittel, obwohl ich ständig von den Krankenschwestern gefragt werde. Auf meinem aufklappbaren Nachttisch, der etwas nach unten hängt, sammeln sich vorne kleine Plastikschnapsbecher mit Pillen, die ich abgelehnt habe, die aber dennoch abgestellt wurden. Ich kenne die Leier mit dem »schmerzfreien Krankenhaus«, in dem einem ständig Schmerztabletten aufgedrängt werden. Jemand hat den Krankenschwestern vor Jahren beigebracht, dass Patient*innen keine Schmerzen haben wollen, und deshalb dürfen sie jetzt auch keine mehr haben.

Ich sage freundlich, um einzulenken: »Kann ja was nehmen, wenn ich es nicht mehr aushalte.«

Die Schwestern schütteln entsetzt die Köpfe: »Wenn Sie erst etwas nehmen, wenn es wehtut, ist es zu spät. Das Schmerzgedächtnis merkt sich das, und Sie brauchen eine höhere Dosis!«

Aha. Na und. Garantiert ist das »schmerzfreie Krankenhaus« eine Erfindung der Pharmaindustrie. Unter Druck setzen lasse ich mich von niemandem. Ich habe auch eine andere Meinung dazu. Erstens hat der Schmerz einen Sinn: Er signalisiert mir, dass etwas nicht in Ordnung ist, dass ich den schmerzenden Bereich ruhigstellen soll und dass an der Heilung gearbeitet wird. Von winzigen Mikro-Heilheinzelmännchen, die fleißig kaputte Zellen zusammennähen und dabei lachen und singen und sich sehr beeilen. Dieses Bild habe ich früher immer meinen Kindern gemalt. Zweitens gehört Schmerz zum Leben dazu. Nur weil man ihn kennt und erträgt, weiß man es zu schätzen, wenn man keine Schmerzen hat.

Diese Dialektik zieht sich doch durchs Leben: Nur wer Traurigkeit kennt, weiß, wie sich Glücklichsein anfühlt. Und drittens bin ich es leid, dass Schmerz immer so negativ dargestellt wird. Es gibt doch auch Schönschmerz wie Muskelkater oder Dehnungsschmerz oder der Schmerz, der entsteht, wenn man fest mit dem Fingernagel in einen Mückenstich drückt. Kurzum, ich kann das locker ertragen. Ich atme einfach tief weiter. Nicht nur, um den Schmerz wegzuatmen, sondern auch, weil ich Angst habe, eine Bronchitis oder, schlimmer noch, eine Lungenentzündung zu bekommen.

Das Bandagenkorsett engt mich so ein, dass ich eigentlich nur ganz flach atmen kann. Bei Bettlägerigen, die flach atmen in einer Einrichtung voller Krankenhauskeime, winkt ganz schnell eine Pneumonie, das habe ich schon in meiner Ausbildung gelernt. Jeder Atemzug ist Schwerstarbeit. Gutes Schlafen geht anders. Ich lasse irgendwann das Licht an und lese auf dem iPad Artikel über Krebs, zwischendurch notiere ich alle Fragen, die ich dem Arzt stellen will.

12.9.

Erster Post-OP-Tag. Ich verweigere das Frühstück. Weißmehlbrötchen mit Wurst, Streichkäse und Marmelade? Himmel hilf, habe ich doch inzwischen gelernt, dass sich Krebszellen von Zucker ernähren. Ich esse ganz bestimmt keine Kohlenhydratbombe, die in Zucker umgewandelt wird, um Krebszellen zu füttern. Habe ich denn noch welche? Schwimmen die in meinem Körper herum und suchen nach einem Organ, an dem sie andocken können? Wurden die Krebszellen durch die OP gar auf Wanderschaft geschickt? Welches Organ würden sie als nächstes ansteuern, wo wäre es am wahrscheinlichsten?

Ich muss weinen. Seit ich gestern aus der Narkose aufgewacht bin, muss ich ständig weinen. Meine neue Zimmernachbarin ist genervt davon. Ich ignoriere sie weitgehend, erfahre aber dennoch den Grund ihres Aufenthalts, sie hat diffuse »Bauchschmerzen«. Mir scheint, sie ist eine Simulantin, die am Wochenende mal etwas Aufmerksamkeit braucht und sich deshalb hat einliefern lassen. Oder ist sie medikamentensüchtig? Sie klingelt jedenfalls permanent, weil angeblich die Schmerzmittel nicht wirken, und verlangt nach mehr. Dass ihr im schmerzfreien Krankenhaus irgendwann die höhere Dosis verweigert wird, spricht Bände. Weil ich leise – und auch mal lauter – vor mich hin weine, wiederholt sie jedes Mal, wenn ein Pfleger die Nase zur Tür hereinsteckt, was sie auch schon zu mir gesagt hat: »Diese Frau braucht psychologische Hilfe. Können Sie nicht mal einen Psychiater schicken?«

Irgendwann platzt mir der Kragen, ich herrsche sie an: »Es ist ganz normal, dass ich weine. Mir wurden beide Brüste abgenommen. Meine primären Geschlechtsmerkmale. Viele Frauen definieren sich über ihren Busen, und viele Männer interessiert wenig anderes. Ich habe also einen wichtigen Teil meines Ichs verloren und denke, dass es ja wohl ganz normal ist, dass ich deshalb heulen muss.«

Dennoch hat ihr Psycho-Geseier Früchte getragen. Eine besorgte Schwester entschuldigt sich, dass die Psychologin am Wochenende keinen Dienst hat. Aber ich könne gerne, wenn ich am Montag noch da bin, einen Termin ausmachen. Wie soll denn eine Psychologin helfen? Soll sie mir über den Kopf streicheln, wie einem Kind, das hingefallen ist? Oder soll sie mir sagen, dass Brüste ja gar nicht so wichtig sind, wenn frau kein Kind mehr stillen muss? Soll ich also bis Montag meine Gefühle hinterm Berg halten, sie erst rauslassen, wenn jemand vom Fach danebensitzt? Es ist doch ein Zeichen von gesunder Psyche, wenn ich den Druck rauslassen kann zu dem Zeitpunkt, zu dem er rauswill. Nicht erst dann, wenn ein Spezialist es »erlaubt«.

Ich bin doch normal, oder? Darf man in der Öffentlichkeit nicht weinen? Zumal in einem Krankenhaus. Ist aber anscheinend selbst an diesem Ort ein Tabu. Warum bloß? Weil es unangenehm ist, jemanden weinen zu hören? Weil man dann fragen müsste, was los ist? Weil Weinen ein Zeichen von Schwäche ist? Weil man sich nicht gerne mit Losern, Opfern oder Außenseitern befasst? Klar, in dieser Gesellschaft sind ja alle immer so fit und gesund und glücklich, *n'est-ce pas*? Heutzutage muss doch keine*r weinen, es gibt doch Medikamente und Psycholog*innen! Schade, dass weder meine Zimmernachbarin noch die Schwestern und Pfleger auf die Idee kommen, mir ihr Verständnis auszudrücken. »Du hast zwei Brüste verloren, das ist bestimmt so, als würde man zwei Kinder verlieren, sein eigen Fleisch und Blut. Ich kann deine Trauer verstehen, ich würde auch weinen.« Etwas in der Art hätte mir geholfen. Dann hätte ich vielleicht kurzzeitig noch mehr geweint, vor Rührung ob des Mitgefühls, aber auf längere Sicht hätte diese Vorgehensweise den Tränenfluss versiegen lassen. So aber sitzt eine schwer atmende Amazone im Krankenhausbett und weint über die Ungerechtigkeit des Lebens und die Gefühlskälte der Mitmenschen.

Ausgerechnet der Macho-Gott in Weiß versteht mich. Er kennt kein Wochenende, er kommt auch samstags. Er sagt Sätze wie: »Von mir aus dürfen Sie gerne weinen.« Und: »Sie müssen nichts essen, wenn Sie keinen Appetit haben.« Anscheinend hat man im Dienstzimmer aus der Fliege – die rührt ihr Essen nicht an – auch schon einen Elefanten gemacht. Die Schmerzmittelverweigerung ignoriert er wohlweislich, doch ich bin mir sicher, in meiner Krankenakte steht: Achtung, renitente Patientin! Verweigert Schmerzmittel, isst unsere leckeren Brötchen nicht, weint viel. Drei Ausrufezeichen. Es ist schön, dass er hier ist und nicht unter Zeitdruck leidet, denn er beantwortet alle meine Fragen.

Ja, sogar bei mastektomierten Frauen kann es Rezidive geben. Wenn der Krebs wiederkommt, dann sitzt er meistens außen an der Narbe oder im Brustmuskel. Und wenn Brustkrebs metastasiert, dann am häufigsten in die Knochen, in die Wirbelsäule, das Becken und die Rippen. Aber Metastasen sind auch in der Leber oder Lunge und im Hirn möglich.

Nein, ein Knochenszintigramm empfiehlt er dennoch nicht. Weil die Lymphknoten nicht befallen waren. Ich bin erleichtert. Möchte nicht schon wieder eine radioaktive Substanz, die sich in den Knochen anreichert, in den Körper gespritzt bekommen. Metastasen in den Knochen würden dann im Röntgenbild als dichtere Stellen »leuchten«.

Nein, es ist keine einzige lange Narbe, sondern es sind zwei circa zwanzig Zentimeter lange Narben auf einer Höhe. Mit dem Finger zeigt er sie an. Komisch, der Wegzieh-Reflex funktioniert noch. Wenn ein fremder Mann die Hand nach der eigenen Brust ausstreckt, weicht man als Frau immer zurück. Er deutet in die Mitte – am Brustbein hat er rund drei Zentimeter ausgespart.

Warum es in den Oberarmen hinten piekt? Weil die Nerven verrücktspielen. Haut und Muskeln wurden bis in die Achselhöhlen aufgeschnitten, dabei wurden sehr viele Nerven durchtrennt, die Nervenenden funken jetzt wild vor sich hin, haben Missempfindungen, müssen verheilen.

Nein, ich darf die Arme auf keinen Fall über achtzig Grad heben, für zwei bis drei Wochen oder sogar länger. Sonst heilt das Wundgebiet nicht. Da, wo zuvor mein Busen war, müssen die Gewebeschichten eine neue Verbindung eingehen, die Haut muss nun an den Brustmuskel anwachsen, weil das Drüsengewebe, das früher dazwischenlag, fehlt. Diese sich bislang unbekannten, noch nie berührenden Schichten müssen sich verbinden, zum ersten Mal in meinem und ihrem Leben. Das dauert. Und gerade wenn sich eine feine Verbindung zwischen den fremden Geweben hergestellt hat, kann sie durch die Dehnung beim Armeheben wieder auseinanderreißen.

Ja, ich darf rausgehen, auch an die Sonne. Darf mich bewegen, muss nicht im Bett liegen bleiben, allerdings immer mit den beiden Redons.

Und auch wenn ich kaum atmen kann, würde er das Korsett gerne noch eine Nacht dranlassen, denn es fungiert als Druckverband und presst die neuen Schichten aneinander. Aber wenn ich morgen nach Hause gehe, befreit er mich davon und von den Redonflaschen.

Unglaublich, ich darf an einem Sonntag nach Hause. Früher wurden Patienten nie am Wochenende entlassen, weil man mit belegten Betten Geld verdienen konnte. Heute bekommen die Häuser offensichtlich ein Kopfgeld und werfen die Patient*innen, so schnell es geht, raus, um neue aufnehmen zu können.

Warum sich die Krebsrate in Deutschland seit den Achtzigerjahren verdoppelt hat, will ich wissen. Und wieso heute eine von acht Frauen Brustkrebs bekommt, in den Siebzigern aber nur jede 18. Frau. Diese Fragen kann er nicht beantworten.

Sichtlich unangenehm sind ihm auch Fragen zu Kräutern wie

Salbei, Rotklee, Mariendistel, zu Soja und grünem Tee. Habe in manchen Büchern und Artikeln gelesen, dass diese Substanzen Östrogene beinhalten und deshalb bei Brustkrebs nicht konsumiert werden sollten. Das steht im Widerspruch zu anderen Publikationen, in denen gerade diese Substanzen empfohlen werden, weil sie die Östrogen-Andockstellen blockieren. Was stimmt denn nun? Er rät mir, nicht zu viel zu lesen. »Und wenn, dann lesen Sie das Buch von Servan-Schreiber, der ist Arzt und hatte selbst Krebs.« Ich notiere mir den Titel.

Entlassungstag. Bin schon im Morgengrauen draußen auf der Wiese und mache Tai-Chi, mit niedrigen Armen, aber tief gebeugten Knien. Ich muss die Abfolge, die ich zusammen mit Hagen gelernt habe, wegen der Arme abwandeln, aber das »Wolkenschieben« geht. Ich freue mich auf unsere gemeinsamen Zeitlupenkämpfe, wenn wir wieder in den Kurs gehen können. Die Sonne scheint, das Wetter ist schön. Ich wundere mich über die kleinen Bungalows, die nebenan in Reihe stehen und offenbar noch zum Krankenhaus gehören, denn sie sind vom Garten aus zu erreichen, und sie sind bewohnt. Es gibt auch eine Küche. Wohnen dort Ärzte, die Nachtschicht haben?

Als ich auf Station nachfrage, wird mir erklärt, es handele sich um ein Hospiz. Ich habe das Wort schon gehört und weiß, dass in Hospizen Menschen beim Sterben begleitet werden, habe aber keinerlei Bezug dazu. Eine fremde Welt.

Cut off the Top

Beatsteaks

Hagen ist da, so still. Er wartet mit mir im Garten, die Sonne scheint. Der Arzt winkt aus dem Fenster. Ich soll hochkommen, es sei so weit. Endlich werde ich vom Betonkorsett befreit. Mit einer Gartenschere wird der Panzer in der Mitte durchgeschnitten, ich atme befreit tief ein und aus. Nachdem die Bandagen und Mullbinden abgewickelt sind, sehe ich zum ersten Mal die Narben und bin trotz aller Vorstellungskraft geschockt. Es sieht grauenhaft aus. Sie ziehen sich von der Mitte des Brustbeins bis unter die Achseln. Dicke rote Wülste über einer flachen knochigen Ebene. Und überall Rippen, an Stellen, an denen ich sie noch nie gesehen habe. Mein Babe musste draußen bleiben, vielleicht besser so.

Wenn ich die Augen schließe, spüre ich meine Brüste immer noch. Ich könnte sofort die Brustwarzen zwirbeln, kenne ihre exakte Lage. Phantomgefühle? Die Nervenverbindungen sind gekappt, aber mein Gehirn hat es offensichtlich noch nicht mitbekommen, im Kopf existieren die Brüste noch.

Die Redonschläuche werden gezogen, in den Flaschen befindet sich nicht viel Blut; ich denke, das ist gut, die Heilung hat schon begonnen. Noch ahne ich nicht, wie sehr ich mich irre. Ich bekomme lange sterile Pflaster auf die Narben. Dann darf Hagen hereinkommen und mir beim Anziehen helfen. Der Arzt sagt: »Wir sehen uns übermorgen. Es kann sein, dass dann der OP-Bericht und der Befund schon da sind.«

Befund? Ach ja, die Schnellschnittdiagnose betraf ja nur die Lymphknoten, medizinisch interessant ist nun vor allem die Art der Tumore im Hinblick auf die Weiterbehandlung. Außerdem könnte es sein, sagt er, dass sich Wundflüssigkeit ansammelt, die würde er dann punktieren. Falls etwas ist, bekomme ich seine »Notfallnummer«.

Zu Hause werde ich liebevoll begrüßt. Endlich bin ich wieder Teil des Familienalltags. Ich schicke mein Babe zum Lollapalooza-Festival auf dem Tempelhofer Feld, wenigstens einer von uns kann dort sein, wenn schon nicht wir beide. Er schickt mir ein Foto, wie er vor der Hauptbühne steht, die Arme ausbreitet. Die Fröhlichkeit sieht ein wenig nach Fake aus, seine Augen lachen nicht mit. Ich liege derweil im Bett und sehe auf dem iPad zu, wie die Beatsteaks abrocken. Wie gerne wäre ich dabei.

Am Sonntag genießen wir Normalität: trinken Kaffee und Tee, reden, scherzen. Hagen macht Fotos von mir, wie ich oben ohne im Wohnzimmer stehe. Mit Pflastern da, wo Brüste waren, in schwarzer Radlerhose, roten Birkenstocks, mit fettigen Krankenhaushaaren. Es ist uns egal, wie ich aussehe, Hauptsache, ich habe keinen Krebs mehr. Er findet die Narben nicht schlimm, sagt er, und ich glaube ihm.

Abends kochen wir zusammen, er hat Gemüse gekauft, Bio für mich, er ist so rücksichtsvoll. Wir essen zu viert. Es fühlt sich an wie Weihnachten. Habe den Eindruck, jeder am Tisch will sich versichern, dass die Welt wieder in Ordnung ist. Ich bin glücklich. Und gerührt, als unsere vierzehnjährige Tochter konstatiert: »Mami, du bist jemand, der nicht auf Brüste angewiesen ist, um gut auszusehen.«

In der Nacht wache ich durch ein schmerzhaftes Spannungsgefühl an den Narben auf. Es ist so heftig, dass ich nicht wieder einschlafen kann. Mein Babe schnarchelt neben mir. Wird aber bald wach, weil ich so unruhig bin. Ich habe starke Schmerzen. Die Wundgebiete sind geschwollen. Ich habe das Gefühl, die Narben platzen gleich. Die Notfallnummer! Ich rufe mehrfach an, es klingelt ins Leere, der Arzt meldet sich nicht.

Es wird immer schlimmer, besonders im Liegen. Setze mich hin und schaukele mit dem Oberkörper vor und zurück, dann ist das Spannungsgefühl im Gewebe leichter zu ertragen. Aber peinlich, wirke wie eine Hospitalismus-Verrückte. Hagen ist nervös, weiß nicht, wie er helfen kann. Ich weiß es auch nicht. Er schlägt vor zu kühlen, aber die Kühlpads, die immer im Kühlschrank auf Wehwehchen warten, sind mir zu kalt. Ich merke, wie die Wundflüssigkeit seitlich in die Zellen drängt und langsam in die Arme läuft. Es kribbelt in den Fingern, die Schmerzen an der Brust sind enorm. Ich habe nun wirklich Angst, dass die Narben aufplatzen.

Den Rest der Nacht verbringe ich sitzend und wimmernd im Bett und kann es kaum erwarten, dass der Morgen anbricht. Denn wir haben beschlossen, nicht zu warten, bis die Praxis öffnet, sondern ins Krankenhaus zu fahren. Dort gibt es doch sicherlich irgendjemanden, der das Wundwasser herausziehen kann. Ich fantasiere von Spritzen mit langen Nadeln, die Erleichterung verschaffen. Kenne die Fantasie, habe sie aber sonst in einem anderen Zusammenhang: bei extremen Blähungen. Ein Loch in den Darm pieken und endlich: Bsssssss. Dieses Mal ist es aber nicht lustig.

Ich kann mich nicht selbst anziehen, Hagen hilft mir, aber wir brauchen ewig, da sich meine Elefantenarme kaum bewegen wollen vor Schmerzen. Als wir losfahren, ist es fünf, es wird gerade hell. Ich kann nicht mehr klar denken und bin verstummt, will nur noch, dass mir geholfen wird. Im Krankenhaus müssen wir eine halbe Stunde warten, die sich wie eine Stunde anfühlt, aber dann kommt endlich ein Arzt. Überraschung: Es ist sogar meiner, der da schwungvoll um die Ecke gleitet. Zu meinem Missfallen wirkt er vergnügt und tut so, als sei das alles doch gar nicht so schlimm. »Da muss man doch nicht weinen.«

Doch, muss man, denn es tut weh. Was weiß er schon. Er kennt die Operation ja nicht am eigenen Leib. Er hat ja noch nicht einmal Brüste. Wieso wollte er überhaupt Frauenarzt werden? Als er vor sich hin murmelt, dass »wir« besser schon gestern punktiert hätten, wird mir klar, dass er nach dem Ziehen der Redons nicht zwei Tage hätte verstreichen lassen dürfen. Er hätte mich besser aufklären müssen. Und was ist mit seiner Notfallnummer? Warum niemand rangegangen ist, will ich wissen. Er lächelt sibyllinisch, und ich weiß in dem Moment, dass diese Nummer tot ist. Da hebt nie jemand ab, sie ist nur zur psychischen Beruhigung seiner Patientinnen da. Er hätte mir also diese spezifische Komplikation, eine natürliche Folge der OP, genauestens schildern und auf jeden Fall zur Sicherheit einen Termin am nächsten Tag machen müssen.

Eigentlich will ich ihm das alles um die Ohren hauen, aber ich kann nicht reden, mein Hirn ist leer und wird dominiert vom Körper, der nur nach einem lechzt: Erleichterung. Fast so wie beim Stillen, wenn die Brüste förmlich überquellen vor Milch, aber keiner sie melken will. Wie oft bin ich ums schlafende Kind herumgegeistert, in der Hoffnung, dass es aufwacht und Hunger hat! Im

Vergleich zu dem, was ich jetzt erlebe, waren das damals Schönschmerzen.

Endlich, jetzt passiert's: Er hält eine Nierenschale aus Pappe auf den Knien und setzt die Nadel an, die auf einer sehr großen Plastikspritze steckt. Das Pieken merke ich gar nicht, aber die Entspannung sofort. Er befühlt die Areale und setzt an jeder Seite vier bis fünf Mal an verschiedenen Stellen an. Die Spritze füllt sich ein ums andere Mal. Ich bin beeindruckt, dass er weiß, wo er reinstechen muss, aber sage nichts. Ein Lob hat er sich nicht verdient. Es ist schließlich seine Schuld, dass ich gerade die schlimmste Nacht meines Lebens verbracht habe. Und mein vor der Tür wartendes Babe auch. Eine zweite Nierenschale muss her, die Flüssigkeit, die er rauszieht, ist gelblich, zum Teil auch blutig. Als er fertig ist, bin ich ein neuer Mensch. Ich lache mein Babe an, mir geht es schlagartig besser. Der Arzt verspricht, nun regelmäßig zu punktieren. Ist ja noch mal gut gegangen.

Beim nächsten Punktionstermin erfahre ich den Befund: Ich hatte in der linken Brust einen kleinen tubulären Tumor mit einem Durchmesser von 0,4 Zentimetern. Tubulär heißt, er wuchs in röhrenförmigen Kanälen am Milchkanal. Die Fünf-Jahres-Überlebensprognose ist günstig, sie liegt bei 90 bis 95 Prozent. Rechts sah es schlechter aus: Dieser lobuläre Tumor hatte einen Durchmesser von 2,2 Zentimetern. Lobulär heißt, der Tumor hatte seinen Ursprung in den Drüsenläppchen und keine klare Begrenzung. Gänsemarschähnlich war er bis zur Brustwarze angeordnet. Hier ist die Fünf-Jahres-Überlebensprognose 70 bis 80 Prozent. Ich habe großes Glück, dass die Lymphknoten noch nicht befallen waren: 75 Prozent der Patientinnen ohne Befall der Lymphknoten überleben zehn Jahre ohne Wiederauftreten der Erkrankung.

Dennoch werde ich nie als geheilt gelten. Da bei Brustkrebspatientinnen auch noch nach zehn bis zwanzig Jahren Rezidive oder Metastasen auftreten können, habe ich als Betroffene ab sofort eine »chronische Erkrankung«.

Der Hormonrezeptorstatus ist in beiden Tumoren 90 Prozent positiv, das heißt, in den Tumorzellen waren Östrogen- und Progesteronrezeptoren vorhanden. Diese Hormone haben das Wachstum der Geschwüre beeinflusst und vorangetrieben. Das ist bei einem Großteil der Patientinnen der Fall.

Der Arzt zeigt mir den Beschluss des Tumorboards. Das ist die Zusammenkunft aller Ärzte und Ärztinnen, die über das weitere Vorgehen bei jeder Patientin beraten. In der Tat sind unter »Teilnehmer*innen« sage und schreibe sechzehn Namen aufgeführt, aber keine Unterschriften, außer einem Kringel des ominösen namenlosen und mir unbekannten Chefarztes. Vielleicht haben sie sich gar nicht beraten? Meine Fakten einfach durch ein Computerprogramm gejagt, welches die entsprechenden Empfehlungen algorithmisch inklusive Kringel ausgespuckt hat? Vielleicht waren sie immerhin zu zweit, haben kurz zwischen Tür und Angel geredet und nicht, wie sie suggerieren, im großen Stuhlkreis zusammensitzend, in Ruhe über jede Patientin individuell debattiert. Auf dem Schreiben des Gremiums steht, dass ich aufgrund der Amputationen keine Strahlentherapie brauche. Und auch keine Chemotherapie, denn es sind ja weder Lymphknoten befallen, noch habe ich Metastasen. Als Therapie wird festgelegt: Tamoxifen und genetische Beratung.

Ich sitze meinem Arzt gegenüber. Die OP liegt genau eine Woche zurück. Er will nun mit mir den weiteren Fahrplan besprechen, und der heißt: Tamoxifen. Er hat schon das Rezept fertig, einmal am Tag soll ich diese Antihormontablette für mindestens fünf, besser noch für zehn Jahre schlucken.

Ich schüttele den Kopf, erkläre ihm, dass ich mein ganzes Leben lang keine Hormone genommen habe, auch die Pille nur ganz kurz. Seit 1991 bin ich in einer festen Partnerschaft und verhüte mit Kondomen. Also seit Jahrzehnten! Hat auch sehr gut geklappt. Sie stören nicht beim Liebesspiel, wie manche behaupten. Ich bin Meisterin im unauffälligen Überstreifen beim Blasen, und das Argument einiger Frauen, sie spürten den eingepackten Penis nicht mehr richtig, ist Unsinn. Im Vaginalschlauch hat frau doch gar keine Nerven, sonst wäre ja auch ein Tampon unangenehm. Für mich gibt es keinen Zweifel: Ich nehme nichts, was in meinen Hormonhaushalt eingreift. Werde das auch jetzt nicht tun, um nicht von einem Tag auf den anderen ins Klimakterium zu fallen, weil alle Östrogene gekillt wurden. Überhaupt die Östrogene, warum sind die jetzt plötzlich meine Feinde? Sie haben doch nicht den Krebs verursacht. Mir erscheint die medizinische Herangehensweise fragwürdig.

Der Arzt lächelt spitzfindig: »Tamoxifen ist kein Hormon, sondern ein Antihormon.«

Na gut, aber es beeinflusst den Hormonhaushalt, und das ist es, was ich nicht will. Es dockt an den Hormonrezeptoren der Tumorzellen an und verhindert dadurch, dass sich Östrogene dort anlagern und Wachstumsimpulse geben. Zudem blockiert es die Funktion der Eierstöcke, die Östrogene bilden. Wie oft soll ich noch sagen, dass ich nicht künstlich in meinen ausgeklügelten Hormonhaushalt eingreifen will. In einen Hormonhaushalt, der immer bestens funktioniert hat. Nie hatte ich Schmerzen bei meinen Tagen, von Klimakteriumsbeschwerden habe ich nichts bemerkt, ich kann meinen Hormonhaushalt doch nicht einfach abtöten.

Der Arzt spricht von einer »Lebensversicherung« durch das Medikament und kommt mit Zahlen und Fakten. Ein ängstlicherer Mensch wäre jetzt sicher eingeknickt. In mir wecken seine warnenden Worte Trotz und Anarchie. Ich merke, wie ich die Unterlippe vorschiebe. Wie ein trotziges Kind! Entspanne meinen Mund, schüttele den Kopf, bleibe standhaft. Will mich nicht manipulieren lassen, will nichts Ungesundes mit mir anstellen lassen.

Später lese ich im Internet, dass Tamoxifen über fünfzig verschiedene Nebenwirkungen haben kann. Die schlimmsten sind Lungenembolie, Schlaganfall, Thrombosen, Gebärmutterkrebs, grauer Star, Sehverlust und Leberzirrhose. Die »harmloseren« Nebenwirkungen sind Knochen-, Gelenk- und Muskelschmerzen, Blutarmut, Infektanfälligkeit, Wassereinlagerung, Nesselfieber, allergische Hautschwellungen, blaue Flecke, Verdauungsprobleme, Durchfall, Verstopfung und Antriebslosigkeit. Schon alleine das oft zitierte Schneller-müde-und-kaputt-Sein würde meine Lebensqualität massiv beeinträchtigen. Gelenk- und Knochenschmerzen? No way! Ich will weiterhin Yoga machen, Unterarm-, Kopf- und Handstand, will joggen und tanzen gehen und diesen Drang zur Bewegung, der mich ständig durchsummt, ausleben. Ich möchte mich auch mit 50 plus in meinem lebenslustigen und aktiven Körper wohlfühlen. Das ist mir wichtig. Und es ist nicht erwiesen, dass ich wieder Krebs bekommen werde, wenn ich keine Antihormontherapie mache.

Na gut, es gibt Studien, die aussagen, dass Antihormone das Rückfallrisiko um 47 Prozent verringern und die Überlebensrate um 27 Prozent erhöhen. Aber bei diesen Studien wurden alle Frauen berücksichtigt, auch die mit Lymphknotenbefall und Metastasen. Und all jene, die keine Mastektomien hatten. Und die, die nie Sport treiben. Und die, die weiterhin Zucker und Kohlenhydrate essen. Oder rauchen. Mein individuelles Risiko ist doch sicherlich kleiner?

Meine Argumentation will der Arzt nicht gelten lassen. Er ist in seine Studien verliebt. Die kann ich ihm nicht madig machen. Obwohl ich innerlich ein großes Misstrauen empfinde bezüglich der Tatsache, dass die Pharmaindustrie sehr viel Geld mit Antihormonen verdient. Da gibt es doch eine Motivation, solche Studien mitzufinanzieren und womöglich zu verschönern. Außerdem kann mir niemand garantieren, dass der Krebs nicht wiederkommt, wenn ich Antihormone nehme. Den Schwur traut er sich nicht auszusprechen, obwohl ich ihn direkt frage: »Können Sie mir garantieren, dass ich nie mehr ein Rezidiv bekomme, wenn ich Tamoxifen nehme?«

Nein, kann er nicht.

Mir wird klar, dass meine Entscheidung richtig ist, weil sie meine Entscheidung ist. Wieso sollte ich einen fremden Menschen entscheiden lassen? Wieso sollte ich diesem fremden Mann mehr vertrauen als mir selbst? Alles, was mir wichtig ist, ist meine Lebensqualität im Hier und Jetzt. Ich lebe doch nicht für ein unbestimmtes Ziel in fünf oder zehn oder zwanzig Jahren, sondern jetzt. Um diese Lebensqualität, diesen Status quo zu halten und die Bestrahlungskeule zu verhindern, habe ich mich doch schon für eine radikale OP entschieden. Jetzt möchte ich meinen Körper nicht auch noch chemisch verseuchen. Punkt.

Harden my Heart

Quarterflash

Der Arzt ist angesäuert, ich sehe es ihm an. Dass ich das Tamoxifen ablehne, nimmt er persönlich. Aber fürs Erste entwirft er keine weiteren Horrorszenarien, sondern stellt mir ein Rezept für einen Prothesen-BH aus. Solange ich noch keinen Wiederaufbau gemacht habe – und er geht immer noch davon aus, dass ich in spätestens einem Jahr dafür reif bin –, kann ich mir einen BH umschnallen, der meiner Umwelt signalisiert, dass alles noch beim Alten ist.

Zehn Tage nach der OP, direkt nach dem Fädenziehen, habe ich um 9:00 Uhr einen Termin im Sanitätshaus. Mein Babe begleitet mich in das auf Krebspatientinnen spezialisierte Geschäft. Mir wird mulmig, als ich die vielen Kopftuchvarianten sehe, die auf Styroporköpfen auf neue Besitzerinnen warten. Ich muss an den »Flur der Traurigen« in der Praxis denken. Den lernt man erst nach der OP kennen. Im schicken großen Wartezimmer mit den Ledersofas und Palmentöpfen sitzen die »Gesunden«, also diejenigen, die ihre Krebsdiagnose erst noch bekommen und noch halb im normalen Alltag stehen, oder solche, die sich die Brüste vergrößern oder »verschönern« lassen wollen. Im Flur der Traurigen stehen Holzstühle in einer Reihe, auf denen Frauen mit Kopftüchern sitzen und warten, bis eine Liege für die Chemotherapie frei wird. Meistens sind sie ungeschminkt. Ist wohl sowieso alles egal. Die großen Altberliner Flügeltüren zu den beiden Chemo-Zimmern stehen offen. Ich riskiere mehr als einmal einen Blick hinein, während ich auf meine Punktion warte. Dort liegen Frauen jeglichen Alters mit Nadeln in den Armvenen, über die das Zellengift in sie hineintropft. Die Stimmung ist bedrückt. Die bleierne Atmosphäre ist mir unangenehm. Warum reden sie nicht miteinander? Sie tauschen sich nur mit den Sprechstundenhelferinnen aus, aber untereinander kaum. Alles so still. Und traurig. Hoffentlich liege ich dort nie.

Im Sanitätshaus werde ich gefragt, welche Körbchengröße ich hatte. Meist B, manchmal C, je nach BH und Zyklusphase. Hagen ergänzt hilfsbereit: »Eine gute Handvoll.« Der sehr ernsten Fachverkäuferin ringt das kein Grinsen ab. Schon ein schlechtes Zeichen. Wohlfühlen geht anders. Ich lade deshalb Hagen ostentativ mit in die Umkleide ein und probiere vor ihm stehend den Prothesen-BH an, den die Verkäuferin vorher mit wackligen Gummihalbmonden befüllt hat. Also komme ich doch nicht ums verschmähte Silikon herum. Wenn ich den BH anhabe und ein T-Shirt darüberziehe, sieht es zu meinem Erstaunen sehr echt aus. Ich nehme das Ding, zahlt ja die Krankenkasse, aber lasse es erst einmal im Karton. Es schmerzt nämlich an den frischen Narben, wenn etwas dagegendrückt.

Ansonsten bin ich zufrieden mit der Heilung. Habe mir ein tägliches Gymnastikprogramm erstellt, bei dem ich in Rückenlage vorsichtig durch Hin- und Herdrehen die Brustmuskeln dehne und danach für die Schultern mit den Armen hoch- und runterwische. Wie früher als Kind im Schnee, wenn man einen Engel hinterlassen wollte. Solchermaßen von der Schwerkraft entlastet, gehe ich dabei deutlich über neunzig Grad, denn ich habe Angst vor dem Frozen-Shoulder-Syndrom. Da die Schultergelenke rundum von Sehnen umspannt sind, rosten sie sofort ein, wenn sie nicht »geschmiert«, also nicht bewegt werden. Die Arme müssen einfach täglich mal über den Kopf gehoben werden, damit sich die Schultern strecken. Ich merke, wie weit ich gehen kann, ohne dass die feine Verwachsungsschicht unter den Narben reißt.

Oft denke ich bei diesen Übungen an meine Zeit in der Physiotherapie-Ausbildung, als ich im Krankenhaus Lymphdrainage bei älteren Frauen nach Brustkrebs-OPs machen musste. Sie hatten alle Probleme mit den Armen und Schultern, ihre angeschwollenen Arme sahen elefantös aus. Die extremen Ödeme waren entstanden, weil ihnen die »Achseln ausgeräumt«, also alle Lymphknoten entfernt worden waren. Dabei wurden die Lymphbahnen zerschnitten, und dann staute sich die Lymphe im Arm. Wie alt sie mir als Zwanzigjährige damals erschienen, jetzt bin ich in ihrem Alter. Frage mich, wie ihr Leben danach weiterging, ob sie jemals wieder Tennis spielen oder kraulen oder Handstand machen konnten. Immerhin haben die Mediziner die Operationstechnik verändert, die Achsel wird jetzt nicht mehr radikal ausgeräumt. Ein Glück.

Beim Punktionstermin frage ich den Arzt, wann ich wieder arbeiten gehen kann. Seine Antwort ist interessant, er meint: »Es liegt an Ihnen. Jede Frau ist anders, manche sind ein Jahr krank oder länger, andere gehen erst einmal auf Kur, aber manche arbeiten auch nach kurzer Zeit wieder, zum Teil sogar während der Chemotherapie.« Es käme allein auf die Einstellung an.

Ich verstehe nicht, welche Einstellung er meint, und er kommt mit einem Beispiel: »Wenn Frauen sich einer Brustvergrößerungs-OP unterziehen, gehen sie meist schon nach zehn oder vierzehn Tagen wieder arbeiten. Sie können es kaum erwarten, der Welt ihre neuen Brüste zu zeigen, auf die sie so stolz sind.« Meine OP und ihre schmerzhaften Folgen könne man damit durchaus vergleichen.

Ich muss nicht lange in mich gehen und verkünde, dass ich nächste Woche wieder arbeiten gehen werde. Am 17. Post-OP-Tag. Ich möchte mich also insgesamt nur zwei Wochen krankschreiben lassen.

Hagen ist skeptisch und findet es zu früh, aber er versteht, dass ich damit ein Stück Normalität behaupten will. Die Diagnose hat mir den Boden unter den Füßen weggezogen, meine Lebensrealität infrage gestellt. Alle Pläne, alle Erwartungen und Sicherheiten sind mit einem Mal perdu. Alles ist infrage gestellt. Der gebuchte Gran-Canaria-Urlaub, den ich mit unserer Tochter in den Herbstferien machen wollte, ist storniert, mein neuer Job noch gar nicht richtig angetreten, alles, was ich will, ist: mein altes Leben zurück. Und da dies nicht geht, ist doch Arbeitengehen wenigstens ein bisschen Normalität.

Oder Verdrängung? Der Versuch, so schnell wie möglich die Krankheit zu vergessen? Ja. Natürlich dient das der Ablenkung, aber was soll an Ablenkung falsch sein. Vergessen kann ich es keine Sekunde meines Lebens mehr, dass ich Krebs hatte. Und dass ich eigentlich nicht in der Vergangenheit vom Krebs sprechen kann, weil er wiederkommen kann, nach fünf Jahren oder nach zehn Jahren oder übermorgen. Ich fühle mich stigmatisiert und weiß, dass ich das Gefühl nun immer bei mir tragen werde und nie mehr ignorieren kann. Aber es hilft der ganzen Familie nicht, den drei Menschen, die ich liebe, wenn ich jetzt deshalb immer traurig, unsicher und ängstlich bin und mich an erster Stelle als Krebspatientin wahrnehme. Vor Kurzem war ich ja noch ganz normal und bin es äußerlich fast immer noch.

Mein Ich sehnt sich nach diesem Zustand der Ahnungslosigkeit von »vor dem Krebs« zurück. Er wird nie wieder zurückkehren, aber ich erinnere mich noch daran, wie er sich anfühlt. So sorglos. Ich beschließe, dieses Gefühl auszubauen und den sorglosen Zustand zu imitieren, denn das wäre schon hilfreich im Alltag. Auch wenn ich diese innere Leichtigkeit nicht mehr habe, so kann ich sie doch wenigstens den anderen zurückgeben, indem ich anknüpfe an unser altes Leben.

Es ist seltsam, wieder arbeiten zu gehen. Als völlig veränderter Mensch. Mit Prothesen-BH. Äußerlich ganz die Alte. Aber ich habe dieses geheime Doppelleben: Jeden dritten Tag morgens vor oder nachmittags nach der Arbeit muss ich zum Wundwasserabziehen in die Praxis. Und alle sind immer neugierig, wollen wissen, wohin ich gehe. Erstaunlich, wie offen man normalerweise im Arbeitskontext mit seinen Krankheiten umgeht. Ich werde ständig von Kolleg*innen gefragt, was los war, warum ich gefehlt habe, als hätten sie ein Recht darauf, die Einzelheiten zu kennen. Es ist einfach nur gut gemeinte Neugierde, kenne ich auch von mir selbst. Aber ich will noch niemandem die Wahrheit sagen, ich bin noch nicht so weit. Ich will auch nicht in Tränen ausbrechen. Also antworte ich immer nebulös, es war »eine Frauensache«, in der Hoffnung, sie stellen sich irgendetwas mit der Gebärmutter vor (Myom, Ausschabung etc.) und fragen nicht weiter. Ist auch so. Erstaunt bin ich, wie schnell ich in die Arbeitswelt eintauchen kann und wie gut es tut, für voll genommen zu werden. Wo ich selbst mich doch nicht mehr als voll und »ganz« fühle.

Aber etwas stört. Ausgerechnet der Kunstbusen, der das Geheimnis schützt. Es braucht nur zwei Tage, und ich weiß: Der Prothesen-BH muss weg. Er stört nicht nur durch seinen Druck an den Narben, er stört vor allem im Kopf. Warum sollte ich etwas faken, das nicht mehr da ist? So tun als ob war doch noch nie mein Ding. Am dritten Tag komme ich ohne. Habe mich gewappnet vor schockierten Gesichtern und vielen neugierigen Fragen, habe mir vorgenommen, jedem nun die Wahrheit zu sagen. Die Frauensache, die Brustkrebs war.

Aber niemand fragt danach. N i e m a n d ! Ich kann es nicht fassen. Beim Geburtstagsumtrunk einer Kollegin spricht mich eine Mitarbeiterin mit ernst gemeintem Kopfschütteln an, ich solle nicht so viel Sport machen, ich sei ja ganz dünn geworden. Von zu viel Yoga. Dass mir die Brüste fehlen, hat sie nicht bemerkt. Jeden Abend, wenn ich nach Hause komme, erzähle ich Hagen begeistert, dass die momentan größte Sache meines Lebens keinen interessiert, ja, kein Mensch davon Notiz nimmt. Er freut sich, wenn auch etwas ungläubig, mit mir.

Jahre später erfahre ich, dass meine Plattheit sofort auffiel. Alle hinter meinem Rücken darüber redeten und extreme Neugier herrschte. Niemand traute sich, mich deshalb anzusprechen. Schade. Oder auch gut.

This Girl Is On Fire

Alicia Keys

Eingedeckt mit Büchern lese ich in jeder freien Minute, um mich kundig zu machen. Ich habe viel aufzuholen. Es gab ja kaum Berührungspunkte. Brustkrebs war etwas, das andere hatten.

Der König aller Krankheiten, Bestseller eines amerikanischen Onkologen mit indischem Namen, macht mich betroffen, denn ich lerne, dass Stahl und Strahl die Standardtherapie seit über sechzig Jahren ist. An der brusterhaltenden Operation mit dem Skalpell und der anschließenden Bestrahlung des Tumorgebiets hat sich nichts verändert, außer vielleicht an den Bestrahlungswerten. Chemotherapie bei Befall der Lymphknoten oder Metastasen gibt es fast genauso lang, und auch hier variieren über die Jahrzehnte nur die Reihenfolge oder die Zusammensetzung und Dosis der zellgiftigen Medikamente.

Kopfschüttelnd stelle ich fest, dass offenbar mächtig was schiefgelaufen ist im »Kampf« gegen den Brustkrebs, wenn seit sechzig Jahren immer dasselbe gemacht, aber keine Besserung erreicht wird. Im Gegenteil, immer mehr Frauen bekommen in immer jüngeren Jahren diese Krebsart und sterben daran. Die Forschung hat offenbar versagt, denn Zeit genug war ja, in andere Richtungen zu forschen, wenn Skalpell, Strahl und Chemiegift nichts bringen.

Man ging in Richtung Hormone und Genetik, doch dieser Weg war offenbar falsch. Die Behandlung mit Antihormonen gibt es seit den Siebzigerjahren. Und obwohl viele Frauen jahrelang ohne Unterbrechung ihr Hormonsystem ausschalten, kommt es zu Rezidiven. In Pre-Tamoxifen-Zeiten wurden Frauen häufig die Eierstöcke entfernt. Weil man einen Zusammenhang zwischen Östrogenen und Brustkrebswachstum erkannt hatte und die Eierstöcke nun mal Östrogene produzieren. Ist das eine Alternative für mich? Eine weitere OP, bei der die Ovarien ausgeräumt werden?

Nein. Denn ich lerne, dass auch das menschliche Fettgewebe Östrogene produziert. Irgendwoher kommen die Hormone also immer, außer man unterdrückt sie schlagartig und fährt sie mit Antihormonen auf null.

Da ich nicht bereit bin, meinen gesunden Körper über Jahre zu schädigen, und auch keinen »Kampf« gegen meine normalen körpereigenen Substanzen führen will, kann ich nichts tun. Denn Alternativen hat mir mein Arzt nicht genannt. Jeden Tag hat jeder Mensch irgendwelche entarteten, nicht normalen Zellen im Körper, die meist vom Immunsystem erkannt und unschädlich gemacht werden. Der Mechanismus hat bei mir und den täglich zweihundert Frauen in Deutschland, bei denen Brustkrebs neu diagnostiziert wird, leider nicht funktioniert. Warum, weiß niemand. Aber muss nicht hier angesetzt werden? Muss nicht das Immunsystem unterstützt werden, schädliche Zellen besser zu erkennen?

Ärzte wie Max Gerson, Josef Issels oder Paul Seeger waren schon in den Dreißiger-, Fünfziger- und Sechzigerjahren der Meinung, dass wir unser Immunsystem durch Umweltgifte schwächen. Und durch sitzende Tätigkeit, mangelnde Bewegung, zu wenig Sauerstoff. Ihre Therapien setzten auf Zellreinigung und Giftausleitung, sie schworen auf Darmreinigung, Bio-Ernährung, frische Gemüsesäfte, Vitamine und Spurenelemente. Schon damals. Ich bin von ihren Büchern fasziniert.

Lese auch manche, die meine Idee unterstützen, den Krebs nicht als einen Feind zu sehen, den es zu bekämpfen gilt, sondern ihn zu akzeptieren, mit ihm leben zu lernen. In wieder anderen Büchern lese ich, was kein Arzt sagt: dass die Liste der Spätfolgen aus der Antikrebsbehandlung enorm lang ist, aber als »Preis fürs Überleben« wie selbstverständlich hingenommen wird. Zu den Folgen von Bestrahlung und Chemo gehören chronische Erschöpfung, Nervenschäden, Lymphödeme, Depressionen, ein geschwächtes Immunsystem und entsprechend häufige Erkältungen, Aphthen, Herpesinfektionen, Störungen des Denkvermögens und weitere, neu entstehende Krebsarten in anderen Organen. Und die Bestrahlung des Brustkorbes führt nicht nur zu Lungeneinschränkungen, sondern nach ein paar Jahren auch sehr häufig zu Herzkrankheiten. Ich fühle mich bestätigt, dass mir meine Lebensqualität im Hier und Jetzt das Wertvollste ist, denn das »langjährige Überleben« ist doch nur ein illusorischer Begriff. Wer sagt denn, dass ich nicht in einem halben Jahr schon tot bin, gestorben bei einem Motorrad- oder Autounfall, bei einem Flugzeugabsturz, einer Messerattacke, einem Anschlag oder durch ein geplatztes Aneurysma? Dann lieber jetzt gesund sein. Ohne Nebenwirkungen und Spätfolgen.

Natürlich lese ich auch das Buch, das mir mein Arzt als das einzig wahre empfohlen hat. Das Antikrebsbuch des französischen Mediziners und Psychiaters David Servan-Schreiber, der mit fünfzig gestorben ist, aber seine Hirntumorerkrankung immerhin achtzehn

Jahre überlebt hat. Ich überrede Hagen, das Buch auch zu lesen, und er tut es – widerwillig. Noch viel widerwilliger als damals *50 Shades of Grey*. Dazu musste ich ihn auch überreden und mit sexy Versprechungen locken, aber das funktionierte. Eine interne Erfolgsstory geradezu, denn eine Zeit lang verband er mir beim Sex die Augen und fesselte meine Handgelenke. Mit Tüchern, alles ganz harmlos, aber dass es mich extrem anturnte, hat ihm auch gefallen.

Mit dem Antikrebsbuch tut er sich schwer. Er liest es nicht zu Ende. Hat er das Gefühl, dass er genug weiß? Ich frage ihn, was er nach einer Krebsdiagnose gemacht hätte und was er an meiner Stelle tun würde. Die Frage macht ihn ratlos. »Hättest du deine Brüste behalten?«

Er zuckt die Schultern: »Vielleicht ja. Aber es stört mich nicht, dass du keine mehr hast. Ich verstehe deine Entscheidung, sie ist logisch und gesund.«

Trotzdem interessieren ihn die Bücher nicht, die ich gerade lese, was mich irritiert. Will er nicht wissen, was für mich gesund ist? Und, noch wichtiger, will er nicht wissen, wieso ich mich plötzlich so seltsam ernähre? Er weiß, dass ich Angst habe, der Krebs könnte wiederkommen. Er versteht, dass ich alles dafür tue, dass ich kein Rezidiv bekomme. Ich will nur noch gesunde Säfte durch meinen Körper fließen lassen, damit jede Zelle einem Angriff trotzen kann. Also muss ich die Gifte weglassen, und das heißt, keinen Alkohol mehr, keinen Kaffee, keinen Zucker.

Hagen hat aber offenbar einen inneren Widerstand, denn er bleibt ostentativ bei seiner Pizza, trinkt weiter jeden Abend Rotwein und knuspert seine Lieblingsschokolade. Ich will nicht missionieren, denn ich merke, dass es ihn störrisch, ja fast trotzig macht.

Also lasse ich ihn, und er lässt mich, aber es ist neu in unserer Beziehung, dass wir Dinge nicht aussprechen, dass wir plötzlich tolerieren, dass etwas zwischen uns steht, das uns trennt. Ich habe ein komisches Gefühl. Manchmal wundere ich mich auch über seine Sprüche bei der Zeitungslektüre, finde ihn wenig tolerant, suche den alten linken Punk hinter der neuen Fassade. Wird er konservativ, weil er alt wird? Ja, es muss das Altern sein. Mein Babe kommt mir plötzlich so alt vor. Wie ein Greis manchmal.

Aber ich habe keine Zeit zu grübeln, ich stelle doch gerade mein Leben auf den Kopf. Servan-Schreibers Inhalte über Essen, Meditation und Sport gehen ohne Umwege in meinen neuen Regelkanon ein. Meine Ernährung ist jetzt rigoros krebsaushungernd: kein Industriezucker, kein Honig, kein Alkohol, aber auch kein Brot, keine Nudeln, keine Kuhmilchprodukte. Seit Servan-Schreiber sind zu den Himbeeren und dem Brokkoli aus dem *Krebszellen mögen keine Himbeeren*-Buch auch noch Pilze dazugekommen. Shiitake und Kräuterseitlinge esse ich nun jeden Tag. Mein Körper reagiert mit Gewichtsverlust. Ich fühle die Knochen und Sehnen deutlicher, offenbar ist das Unterhautfettgewebe geschrumpft, aber meine Augen glänzen, und ich fühle mich vital wie lange nicht.

Mit meiner Freundin Conny verabrede ich mich zum Shoppen. Wir fahren an den Ku'damm und hören in ihrem neuen BMW X1 laut Alicia Keys. Conny ist Modefachfrau, ich nicht. »Naturbursche« nennt unsere Tochter mich, weil ich mir die Nägel nicht lackiere, gerne barfuß rumlaufe und mich höchst selten enthaare, und dann auch nur an den Unterschenkeln und hin und wieder unter den Achseln. Im Sommer. Nicht im Winter, da sieht es ja keiner. Und: Die Schambehaarung bleibt dran. Wenn sich je ein

Mann über die Haare beklagt hätte, hätte ich ihn sofort verlassen. Hallo, die wachsen nun mal dort. Bei allen Menschen. Achselhaare beim Mann werden doch auch nicht als störend empfunden. Alles nur eine Frage der Konditionierung und des Denkens. Ich kann doch auch über behaarte Eier lecken, ohne Ekel zu empfinden. Und sollte sich beim Liebesspiel mal ein Haar im Mund verirren, so klaubt man es eben mit den Fingern weg. No big deal. Wer mich liebt, liebt auch meine Behaarung, tue ich doch umgekehrt auch. Ich denke, wer sich vor Haaren und Gerüchen untenrum ekelt, der hat ein Problem mit dem Körper. Seinem und dem menschlichen generell. Ein schlechtes Zeichen für einen guten Liebhaber, denn wer sich vor Körpern, Schweiß und Haaren ekelt, ist nicht animalisch genug für guten Sex. Mehr so der spießig-verklemmte Popper, also völlig ungeeignet für eine wie mich.

Plötzlich bin ich keine M mehr. Die Brüste machen eine Menge aus, stellt Conny fest. Und untenrum hat meine Ernährungsumstellung auch zu Buche geschlagen. Ohne Schokolade, Kuchen, Stullen, Brötchen, Müsli, Schokoriegel und Brot bin ich »vom Fleisch gefallen«. Wie viele Kilogramm, kann ich nicht sagen, da ich mich nicht wiege. Aber Conny greift zielsicher zu S.

Wir stellen fest, dass weite Kleidung wie Blusen das Fehlen der Brüste noch auffälliger macht und dass mir eng anliegende Shirts und Pullover besser stehen. Je enger, umso unauffälliger, dass da nichts mehr ist, ein sehr interessantes Phänomen. Von vorne jedenfalls. In der seitlichen Silhouette muss man schon sehr unaufmerksam sein, um nicht ins Grübeln zu kommen, warum der Magen so weit raussteht und es oben eine Delle gibt.

Am sechsten Tag meiner Rückkehr an den Arbeitsplatz muss ich gleich eine Großveranstaltung vor Publikum moderieren. Ein

Benefiz-Come-Together für Flüchtlinge mit Hunderten von Kindern und Erwachsenen. Spiel, Spaß, Action und ich als der Zampano auf der Bühne. Ich habe die Moderation schon vor Wochen zugesagt, als ich noch nichts von der Krankheit wusste. Zum ersten Mal in meinem Leben bin ich mir jetzt nicht sicher, ob ich der Anforderung gewachsen bin. Diese Menschenmassen! Kann ich aufgeweckt und gut gelaunt und unterhaltsam sein? Wo ich doch gar keinen festen Boden unter den Füßen habe, wo ich doch nicht eins bin mit mir, sondern zweigeteilt: die Erinnerung an die alte Prä-Krebs-Anja ist noch da, der Körper weiß, wie sie und ihr Denken sich anfühlten. Aber immer wieder wird das Bild überlagert von der Post-Krebs-Anja, dem waidwunden Reh mit dem zerstörten Körper. Der eine Teil selbstsicher, der andere verwirrt und unsicher, aus der Bahn geworfen. Beide sind nicht zusammenzubringen, mein Ich klafft auseinander.

Jeden Tag versuche ich, die Spaltung zusammenzuleimen, wieder eins zu werden mit meinem Geist, der total schockiert ist und immer nur das Wort »Krebs« in Leuchtbuchstaben vor sich herträgt. Ich bin nicht souverän, ich ruhe nicht in mir selbst. Schlechte Voraussetzungen für eine gute Moderation. Aber dennoch möchte ich den Auftritt nicht absagen. Es käme einer Kapitulation gleich. Das Einknicken vor der neuen Unsicherheit würde sich zementieren und – so meine Angst – ich nie wieder zur alten Form auflaufen. Lieber schleppe ich das Reh als Ballast mit, wenn die alte Anja das tut, was sie immer gut konnte. Es geht hier um mehr als einen Job, es geht um das Besiegen der Angst.

Hagen begleitet mich. Er passt auf mich auf. Kurz vorm Hineingehen in die »Höhle des Löwen«, das Haus der Berliner Festspiele, haben wir noch einen ruhigen Moment. Ich setze mich neben sein

Auto ins Gras und atme tief. Mache mich stark, gebe mir Sauerstoff, Selbstbewusstsein und Durchhaltevermögen. Er sagt nichts, wir müssen nicht reden, ich weiß, dass er mich einfach lieb hat. Würde ich jetzt, im letzten Moment, hinschmeißen, würde er das auch vollkommen akzeptieren. Auf Hagen kann ich mich hundertprozentig verlassen. Das Wissen um seine permanente aufmerksame Gegenwart macht schon einen guten Teil der Zuversicht aus, die ich brauche. Er wird mich beobachten und beschützen, deshalb wird es gut werden. Und es wird gut. Ich halte durch. All die vielen Stunden. Die Narben auch, zum Glück. Sie sind morgens punktiert worden.

Dinge von denen

Die Ärzte

Ich stehe jetzt jeden Morgen um 6:30 auf. Für meine Verhältnisse sehr früh. War ich doch mein ganzes Leben lang eine Nachteule, bin nach Hagen ins Bett gegangen, habe abends lange gelesen und durfte morgens im Bett bleiben, während er die Kinder weckte, alles für die Schule vorbereitete, Brote schmierte und die rührige Mutter war. Ich durfte immer alles verschlafen, aber jetzt will ich wach sein und pole mich um zur Lerche. Und lerne sein Morgenritual kennen, das mit der Darmentleerung startet. Ich finde es bemerkenswert, dass ihn sein Darm weckt. Bei mir ist es das Wachsein, das nach einiger Zeit den Darm in Bewegung setzt, bei ihm ist es umgekehrt. Manchmal schafft er es noch, die Kaffeemaschine vorher in Gang zu setzen und eine Platte aufzulegen. Dann dröhnt Reggae aus dem Wohnzimmer.

Es klappert in der Küche, jeden Morgen räumt er die Reste vom Abend weg und spült die Kochtöpfe, habe ich vorher nie bemerkt und ihn nie dafür gelobt. Anschließend setzt er sich mit dem *Tagesspiegel* aufs Sofa und liest. Und dann fährt Hagen, der ewige Verwöhner, unsere Tochter in die Schule. Das Gebäude ist gerade mal drei oder vier Kilometer entfernt, man kann es in zwölf Minuten mit dem Fahrrad erreichen. Aber sie will lieber gefahren werden.

Für seine Chauffeurdienste und für vieles andere wird er von ihr verehrt. Die beiden streiten sich nie, Papa ist immer der Beste.

Das ändert sich auch nicht, wenn ich jetzt morgens noch mitmische. Aber ich entwickle ja meine eigene kleine Routine, störe die gewachsene Zweisamkeit der beiden nicht, sondern verschwinde im Nebenzimmer, um zu meditieren. Ich setze mich im Schneidersitz oder im Lotossitz auf den Boden. Wenn mir die Beine einschlafen, ist es mir auch egal, sie wachen ja später wieder auf, wenn ich sie – langsam und schmerzhaft – wieder ausstrecke. Ich sitze da und rolle mit den Augen von links nach rechts, von oben nach unten, bis ich die Augenmuskeln spüre, dann klappe ich die Lider zu und … atme. Langsam und tief durch die Nase. Zähle innerlich mit, sechsmal einatmen, sechsmal ausatmen, manchmal denke ich auch beim Ausatmen an ein Wort. »Sonne« meistens. Oder an die Natur: lichtes Grün im Wald oder Glitzern im Meer. Und bin erstaunt. Mein Geist wird ruhig. Ich schiebe jeden Gedankenfetzen über Arbeit, Krankheit, Alltag oder Organisatorisches rigoros weg, sobald er aufpoppt, und versuche, ganz leer zu sein, spüre nichts und bin nichts. Doch, ich spüre etwas sehr deutlich, mein Herz. Wie es in der Brust schlägt. Sehr schnell schlägt. Bin irritiert. Noch nie zuvor habe ich es in Ruhestellung so stark pochen gefühlt, und so schnell. Es rast. Dabei strenge ich mich doch überhaupt nicht an. Ich sitze doch einfach nur da. Und komme direkt aus dem Bett. Warum schlägt es so schnell? Hat es Angst? Habe ich Angst?

Ja. Gedanken überfluten mein Gehirn. Dachte, ich hätte verdaut, was mir geschehen ist. Es verarbeitet, mich daran gewöhnt. Aber offenbar nur im Kopf. Ich hatte Krebs, ich habe keine Brüste mehr, ich bin ein anderer Mensch. Rational habe ich das begriffen, das Beste daraus gemacht und bin schnell zum vertrauten Alltag zurückgekehrt. Aber mein Körper ist so schnell nicht mitgekommen. Er vermisst seine Brüste, er spürt sie auch immer noch, obwohl sie nur noch Phantome sind. Offensichtlich kann er sich nicht so schnell umgewöhnen, sondern schiebt Panik. Er tut mir leid, ich tue mir leid. Ich weine ein bisschen um mein Panikherz. Bin gerührt, dass ich meinem Körper nichts vormachen kann. Ich kann noch so oft sagen: »Ich hatte Krebs«, und den Schrecken damit in die Vergangenheit legen. Das Böse, das nicht wiederkommt, weil ich es nicht will. Meinen Körper und seinen Motor kann ich nicht betrügen. Wie sehr mich die Diagnose aus der Bahn geworfen hat, wie groß die Angst vorm Sterben ist und die Angst, dass die Krankheit zurückkommt, zeigt mir mein schnell pochendes Panikherz. Jeden Morgen sitze ich da und versuche, es zu beruhigen. Ich sage nichts, ich denke nichts, ich atme einfach nur ganz langsam und versuche, die Frequenz zu senken.

Heute ist Vollversammlung. Arbeitsmäßig Stunde null. Ich habe vor, meine Kolleg*innen von meiner Krankheit zu unterrichten. Ich will nicht stille Post spielen und es nur manchen sagen. Habe extra gewartet, damit ich es ihnen allen auf einmal sagen kann. Die Öffentlichmachung eines Tabus. Auf der Fahrt in den Sender erinnere ich mich an einen Arbeitskollegen meines Mannes, dessen Frau Brustkrebs hatte. Als ich sie das erste Mal auf einem Konzert sah, war ich überrascht, wie normal sie aussah. Dass sie überhaupt auf ein Konzert gehen konnte! In meiner Ignoranz hatte ich ein trauriges, gebeugtes, vom Gevatter Tod gezeichnetes Wesen erwartet und nicht dieses blühende Leben. Ich weiß also, wie Ahnungslose denken. So werden mich meine Kolleginnen und Kollegen heute sehen. Werden sie mich danach noch ernst nehmen? Werden sie mir gegenüber ihr Verhalten ändern? Werden sie erwarten, dass ich monatelang mein Schicksal beweine und wegbleibe? Vielleicht würden sie mich wirklich nicht mehr gerne täglich sehen, um nicht ständig vor Augen zu haben, dass der Tod allgegenwärtig ist.

Ich versuche, mir keinen Kopp zu machen. Es ist, wie es ist, und dass es ausgerechnet mich erwischt hat, die supersportliche Gesundheitstussi, birgt ja auch eine Chance für andere. Dann merken sie mal, dass es jeden treffen kann, und lassen Vorsorgetermine nicht schleifen. Beruhigen sich nicht mehr selbst mit Abgrenzungsgedanken wie: »Ah, kein Wunder, dass er einen Infarkt/Schlaganfall/Krebs/hohen Blutdruck bekommen hat, er hat ja auch immer geraucht. Kann mir also als Nichtraucher*in nicht passieren.«

Nachdem die Tagesordnung abgearbeitet ist, bin ich dran. Ich stehe auf, hole tief Luft und knalle es unverblümt in die Runde. »Ich hatte Brustkrebs.« Und dann: »Vielleicht habt ihr es schon gesehen, dass ich keine Brüste mehr habe. Ich hatte Krebs in beiden und habe sie abnehmen lassen.«

Die Aufmerksamkeit, die mir entgegenschlägt, ist dicht und intensiv. Meine Nervosität ist verschwunden, ich fühle mich nicht unwohl. Mache Pausen, hetze nicht, steige aus mir heraus und höre mich reden. Weiß, dass ich die Sache im Griff habe. Ich erzähle von Anfang an. Von dem Zufallsbefund beim Mammografie-Screening, zu dem jede Frau ab fünfzig eingeladen wird. Dass es vollkommen für den Arsch ist, selbst abzutasten, denn wenn man etwas fühlen kann, ist es schon zu spät. Nein, das ist übertrieben, aber dann sind die Geschwüre schon ziemlich groß, mit aller Wahrscheinlichkeit haben sich dann schon Krebszellen in der Lymphbahn verteilt, sind irgendwo angedockt, haben Metastasen gesetzt. Dann braucht es eine Chemotherapie. Selbst wenn frau sich dann wie ich für eine Mastektomie entscheidet, muss dennoch der Körper mit chemischen Zellgiften überschwemmt werden, um jedes Metastasenwachstum im Ansatz zu zerstören. Natürlich wird auch eine Chemotherapie überlebt, und irgendwann ist frau vielleicht wieder die Alte, aber das Zerstören der Zellen ist eine große Belastung für den Körper, kann Erschöpfung und Krankheitsgefühl neben Haarausfall und Übelkeit mit sich bringen und schraubt die Lebensqualität für eine Zeit lang extrem herunter. Und wirkt karzinogen, also macht Krebs, irgendwann wieder. Ich appelliere an meine Kolleginnen, die Gefahr nicht zu ignorieren. Nicht, wie ich, zu denken: Keiner der Risikofaktoren trifft auf mich zu, also kann ich auch keinen Krebs bekommen. Ziehe ihnen den Zahn mit den Genen, der Vererbung, der familiären Belastung. Wiederhole, was mein Arzt gesagt hat: »Es gibt keine Kausalitäten.« Rate ihnen, mal eine Mammografie machen oder wenigstens die Brust ultraschallen zu lassen, auch wenn sie noch nicht fünfzig sind. Diese Krankheit ist tückisch und sehr häufig, und je früher sie entdeckt wird, umso eher kann frau einfach weitermachen wie bisher. Denn das ist es doch, was man will, dass das Leben so bleibt, wie es ist. Ich ermuntere sie, mich anzusprechen, mir Fragen zu stellen, sollten sie welche haben. »Bitte behandelt mich jetzt nicht anders als früher«, gebe ich in die Runde, »macht Witze mit mir, nehmt kein Blatt vor den Mund.« Und ich glaube, sie klatschen am Ende, aber das nehme ich nicht richtig wahr. Ein Kollege rennt in mich hinein bei der Auflösung der Versammlung. Nicht absichtlich, er wirkt total verwirrt. In dieses Normalitätsgefüge, in dem sich nie etwas zu ändern scheint, ist eine Bombe geplatzt.

Mir geht es nach dem Auftritt gut. Erleichterung macht sich

breit. Jetzt habe ich es allen gesagt, jetzt bin ich frei. Denn ich muss nichts mehr verstecken und verschweigen. Leider will es niemand so ganz genau wissen. Ich könnte von der OP erzählen, davon, wie es sich anfühlt mit den Narben, die quer über meinen Brustkorb laufen. Dass ich immer das Gefühl habe, jemand spannt eine feste Kordel um meinen Oberkörper oder als hätte ich einen zu engen BH an, den ich nie mehr ausziehen kann. Mich wundert es, dass keiner die Narben sehen will. Umgekehrt wäre ich sehr neugierig und hätte sicherlich gefragt. Aber ich bin ja auch viel schamloser als die meisten.

Zumindest kein bisschen verklemmt. Als Gegenreaktion auf mein verklemmtes Elternhaus. Denn in meiner Kindheit war es üblich, dass sich alle einschlossen, wenn sie im Bad waren. Niemals liefen meine Mutter, mein Stiefvater oder mein Bruder nackt zu Hause herum. Den Busen meiner Mutter oder den Penis meines Stiefvaters konnte ich nur durch das Schlüsselloch der Badezimmertür sehen. Mein Bruder wusste um meine Spannerei und hängte seine Unterhose als Sichtschutz an die Klinke. Zwecks Provokation ob dieser Prüderie lief ich ständig nackt umher und weidete mich an den ärgerlichen Reaktionen der Eltern. Nach all den Indianerbüchern, die ich verschlungen hatte, kam mir ein solcher Umgang mit dem eigenen Körper falsch vor. In nichts außer einem selbst genähten Lendenschurz spielte ich stundenlang im Garten, bis sich die Nachbarn beschwerten. Offenbar hatte ich schon einen Brustansatz, der mir nicht aufgefallen war. Nein, so spießig wie meine Eltern wollte ich niemals werden, also her mit der nackten Wahrheit!

Ich hätte mich gefreut über neugierige Fragen und gerne meine flache Narbenbrust gezeigt. Ich hätte auch berichten können, dass ich immer noch manchmal zur Punktion muss, weil sich Gewebsflüssigkeit in den Wunden staut, und dass ich die schulmedizinische Behandlung mit Antihormonen ablehne, aber keiner will etwas wissen.

Signposts and Instruments

Arbouretum

Ich bin unsicher. Weil ich nichts mehr machen muss. Habe alle Behandlungen hinter mir, nehme kein Tamoxifen, schwebe im Vakuum. Habe ich bereits die richtigen Weichen für eine krebslose Zukunft gestellt?

Ich frage meinen Arzt, wie ich mich gegen Krebs rüsten soll, was ich noch tun kann, und er sagt: »Nichts.« Und: »Leben Sie einfach so weiter wie bisher.«

Ist das alles? Sonst nichts? Mein Leben wurde doch auf den Kopf gestellt, wie kann ich dann einfach weiterleben, als sei nichts geschehen? Ich muss doch etwas ändern, denn offenbar hat mein alter Lebensstil nicht verhindert, dass ich Krebs bekommen habe. Wenn ich genauso weitermache, kommt er doch wieder.

Der Arzt amüsiert sich über meine Logik. Ich solle mich mal nicht sorgen, sondern glücklich weiterleben und alles essen und tun, worauf ich Lust habe.

Bleibe skeptisch. Werde dies nicht befolgen, das weiß ich sicher. Ich spreche ihn auf das Thema »genetische Beratung« an, die hatte das Tumorboard doch empfohlen. Aha, bedeutet Brustkrebsgentest, und damit kommt Angelina Jolie wieder ins Spiel. Bei ihr ist das BRCA-Gen (BReastCAncer) festgestellt worden. Ihre Mutter ist mit 56 an Brustkrebs gestorben, und in der Familie mütterlicherseits sind schon mehrfach Frauen daran erkrankt. Angelina hat sich deshalb vorsorglich beide Brüste amputieren lassen. Schon krass. Das Risiko, Krebs zu bekommen, war bei ihr wegen dieses Gens sehr hoch, es lag bei fast achtzig Prozent, sagen die Ärzte. Darüber hinaus hat sie sich auch noch die Eierstöcke entfernen lassen, denn auch hier hat sie wegen des BRCA-Gens ein fünfzig Prozent erhöhtes Risiko, an Krebs zu erkranken. Den BRCA-Gentest gibt es auch in Deutschland, er kostet über 7000 Euro, die Kassen zahlen bei uns nur, wenn frau eine extreme Häufung von Brustkrebs bei Verwandten vorweisen kann, wenn sie selbst an Brustkrebs erkrankt und noch unter 35 ist oder wenn sie, wie ich, beidseitig betroffen und nicht älter als fünfzig ist.

Warum sollten mich überhaupt die BRCA-Gene interessieren, wenn der Krebs schon zugeschlagen hat? Ist es denn dann nicht sowieso egal?

Kann frau so sehen, aber falls sie eine Tochter hat, könnte es von Interesse sein, denn möglicherweise hat sie ihr die Gene vererbt. Dann könnte sich die Tochter zur Angelina-Jolie-Prophylaxe entschließen, um möglichst keinen Brust- oder Eierstockkrebs zu bekommen. Ein langes Leben ist dann natürlich immer noch nicht garantiert. Dennoch, ich will den Gentest, dann mache ich doch immerhin etwas.

Die Arztbesuche, die nun nur noch alle drei Monate stattfinden sollen, sind unbefriedigend. Er ultraschallt die Narben, was zwei Minuten dauert, unten rein guckt er nie, die Eierstöcke interessieren ihn auch nicht, und die »Krebsmarker«, für die er Blut abnehmen lässt, sagen sowieso nicht viel aus. Jedenfalls nicht, ob man Krebs hat. Denn ihr Normwert ist individuell verschieden, er kann auch bei Stress erhöht sein oder bei Infekten. Wir sehen uns in drei Monaten wieder?

Vielleicht. Ich bin unzufrieden mit dieser Art der Nichtnachsorge. Schätze, ich muss auf die Suche nach einem anderen Ansatz gehen.

I Want to Sleep with You

Eleanor Rigby

Acht Wochen sind seit der OP vergangen, die Haut und Muskelschichten sind endlich aneinandergewachsen, ich übe täglich gegen meine Schultersteife an. Handstand an der Wand ist schmerzhaft, aber geht für ein paar Sekunden schon wieder. Ich schaue mir die neue Narbenbrust im Spiegel an und kontempliere: Habe ich durch die Zerstörung meines Körperbildes ein schweres psychisches Trauma erlitten, an dem ich nun für immer rumknapsen werde? Oder hat die Krebsdiagnose allein schon für das Trauma gesorgt? Und: Wer bin ich jetzt?

Ich fühle mich schon noch an wie die Alte, sehe aber nicht mehr so aus. Mein Babe, mit dem ich nach den gemeinsamen Jahrzehnten wahrscheinlich symbioseartig zusammengewachsen bin, hat ähnliche Gedanken. Entweder um die Tiefe des Traumas auszuloten oder um mir zu signalisieren, dass er mich auch ohne Brüste anziehend findet, läutet er eines Abends im Bett ein Liebesspiel ein.

Eigentlich treibe ich es nicht so gerne im Bett. Im Doppelbett, in dem ich Kinder gestillt habe, wir Krankheiten durchschwitzt haben und er schnarcht. Ich angeblich auch. Lieber mache ich es auf dem Teppich im Wohnzimmer oder auf dem Sofa oder sonst wo. Ich habe auch eine Schwäche für außergewöhnliche Orte, denn überall ist es erotischer als im Ehebett. Auf dem Männerklo der Schaubühne habe ich ihm mal einen geblasen, und auch im Filmpalast während eines langweiligen Mafiafilms mit seiner angebeteten Sharon Stone. Von der Dauer bis zu seinem Orgasmus würde ich vermuten, dass exotische Orte auf ihn nicht so wirken wie auf mich, wahrscheinlich lenken sie ihn zu sehr ab. Beschwert über den Akt an sich hat er sich aber nie. Hilla schüttelt noch heute lachend ihren Kopf, wenn sie ihre Lieblingsanekdote erzählt, die ich längst vergessen habe: Sie kam zu Besuch und fragte, wo Hagen sei. »Er ist einkaufen. Ich hab ihm versprochen, wenn er heute den Großeinkauf macht, blas ich ihm nachher einen.«

Dass er sich jetzt im spießigen Ehebett mit sexuellen Absichten zu mir dreht, ist wahrscheinlich seiner Unsicherheit geschuldet, ob ich überhaupt zu dem Thema ansprechbar bin, nach einem solch gravierenden Einschnitt. Ich horche in mich hinein und wundere mich: Abgeneigt bin ich nicht, eher neugierig, ob mit diesem neuen, wenn auch lädierten Körper alles so sein kann wie zuvor. Ob ich einen Orgasmus bekommen werde oder ob ich nicht loslassen kann, weil mein Kopf zu viel denkt und alles von außen analysiert?

Hagen muss nicht sagen, dass er mich auch ohne Brüste anziehend findet, das weiß ich. Weil er jedes Mal einen Ständer bekommt, wenn er mich nackt sieht, und weil ich weiß, dass er mich liebt. Er hat mich von Anfang an geliebt. Ich bin seiner so sicher, dass ich niemals Eifersucht gespürt habe. Ich weiß, dass er mir immer treu war. Ich ihm ja auch, all die 25 Jahre lang. Dass wir zusammengehören und uns blind vertrauen, war von Anfang an einfach klar. Ob mit oder ohne Brüste, er wird mich immer lieben. Weil ich sein Babe bin.

Heute Morgen wollte ich wissen, welche Kosten ich meiner

Krankenkasse erspare, weil ich mir keine Silikontitten habe machen lassen. Denn die hätte sie bezahlt. Eine Klinik bietet sie an zum Preis eines neuen Fiat Pandas. Ich lese: »Ein schöner Busen ist Ausdruck femininer Attraktivität und schenkt der Frau eine große Portion Selbstbewusstsein.« Stimmt das? Habe ich jetzt weniger Selbstbewusstsein? Bin ich unsicher? Fühle ich mich weniger attraktiv? Ich habe ja gar keinen Busen mehr, nicht nur einen »unschönen« Busen. Nur noch hässliche Narben ohne Brustwarzen.

Nein, mein Gefühl, was das eigene Körperbild und die Zufriedenheit mit mir selbst angeht, ist noch dasselbe. Es war hart genug, diese Zufriedenheit zu erlangen. Ich erinnere mich an meine Teenagerzeit, als ich meine Brüste hässlich fand, weil sie nicht genauso aussahen wie die der nackten Mädchen in *Praline, Bild* oder *Bravo*. Obendrein machte mein erster Freund mit mir einen »Bleistifttest«. Er meinte, dass diejenigen, bei denen der Stift unterm Busen festklemmt, einen Hängebusen hätten. Natürlich klemmte der Stift fest, ich hatte ja Körbchengröße B! Damals schämte ich mich deshalb. Aber nicht so sehr wie noch zwei Jahre zuvor, als ich mit vierzehn feststellte, dass aus meiner Scheide Zipfel raushingen. Nächtelang lag ich sorgenvoll wach, weil meine inneren Schamlippen länger als die äußeren sind, und dachte, das müsse eine Krankheit sein, denn noch nie hatte ich Bilder von so einer Vulva gesehen, auch nicht in den Pornos meines großen Bruders. Ich wusste damals nicht, mit wem ich darüber hätte sprechen können. Mit Freundinnen oder der eigenen Mutter? Auf keinen Fall. Erst nach dem ersten Besuch beim Frauenarzt und der ersten »Da unten«-Inspektion meines Freundes reimte ich mir zusammen, dass es wohl doch keine schlimme Mutation war, denn keiner der beiden Männer kommentierte die Peinlichkeit. Offenbar war ich doch normal.

Mit 26, als ich Hagen kennenlernte, hatte ich genügend Selbstbewusstsein, um mich gut aussehend zu finden. Hatte ich doch jahrelang Busenstudien in Saunen und an FKK-Badestränden betreiben können und festgestellt, dass Frauen alle möglichen Sorten von Brüsten haben. Manche winzige, manche riesige Hängedinger. Bei manchen variiert sogar die Größe der beiden Brüste, oder die Brustwarzen sind nach innen gestülpt oder haben ringsum Schwangerschaftsstreifen. Kurzum, diese Frauen wünschten sich womöglich so einen Busen wie meinen, also lernte ich zufrieden zu sein mit dem, was ich besaß, und Hagen selbst feierte meinen Busen dermaßen ab, dass er mir vorkam wie der attraktivste überhaupt. Einmal schenkte er mir ein Buch mit dem Titel *Der schönste Busen der Welt* und schrieb eine überzeugende Widmung hinein. Ich war so froh darüber, dass ich jegliche Hemmungen verlor und bei einem Urlaub auf Ibiza ständig barbusig war, und das, obwohl den ganzen Tag ein Baby zum Stillen dranhing und die Dinger zu schlaffen Tütchen leer saugte. Dank Hagens Begeisterung kam ich mir selbst zwischen den unzähligen ibizenkischen Fake-Brüste-Frauen schön vor.

Ich muss nun einfach an damals anknüpfen. Und jetzt nicht anfangen, an meiner Attraktivität zu zweifeln. Ich bestehe ja nicht nur aus Brüsten, er liebt doch den ganzen Rest und ist froh, dass ich jetzt krebsfrei bin.

Wir streicheln uns, wir küssen uns. Er ist vorsichtig. Er lässt die Narben aus, was ich gut finde. Denn da ist nichts mehr zum Liebkosen und Kneten. Kein Empfinden. Bloß Taubheit. Wie blöd wäre es, wenn er suchend an den Narben entlangfingern würde, mit Brustwarzenstimulation ist es nun mal aus. Macht er auch nicht, der Cunnilingus-Fachmann verschwindet langsam, meinen

Körper küssend, nach unten zwischen meine Beine. Er küsst auch meinen von zwei Schwangerschaften welken Bauch. Er kann das sehr gut – mit der Zunge um die Klitoris spielen, langsam, ganz langsam, einen Finger in mich versenken, meinen Anus leicht flatternd stimulieren. Ich merke, dass ich mich fallen lassen kann, dass mein Körper reagiert. Früher gehörte mein Busen zum Vorspiel, war zentraler Bestandteil dessen. Ich mochte Grobheit an den Nippeln, das Spiel mit den Zähnen, das freche Kneifen. Jedes Mal strömte dann eine Welle der Erregung direkt von den Brustwarzen in die Scheide, ich konnte fühlen, wie alles da unten mit Blut gefüllt wurde. Zwei-, nein, dreimal habe ich sogar einen Orgasmus bekommen, allein durch die Stimulation der Brustwarzen. Einmal ist es mir beim ersten Baby passiert. Das schlief immer im Bett zwischen uns. Trotz der panischen Warnung von Eltern und Krankenhauspersonal, man könne es ersticken, wenn man sich im Schlaf auf das Kind legt. So ein Quatsch. Hallo, ich bin die Mutter, und solange ich nicht volltrunken im Alkoholdelirium liege, würde das niemals passieren! Während der Stillzeit mit meinem Sohn wachte ich eines Nachts auf durch ein erotisches Gefühl kurz vorm Orgasmus und merkte, dass sich mein Säugling an die Brust gerobbt und angedockt hatte. Sein genüssliches Saugen hätte mich fast zum Höhepunkt gebracht, aber kaum dass ich den kleinen Urheber erkannte, verschwand das Gefühl. Da ist dann doch die sittliche Moral tief im Hirn eingegraben.

Während Hagen unten zugange ist, verirrt sich nicht einmal seine Hand nach oben, das rechne ich meinem einfühlsamen Babe hoch an. Ich merke, dass ich bald kommen könnte, und ziehe ihn sanft an seinem wilden Haar zu mir hoch, denn ich will noch nicht kommen. Ich will noch spielen. Küssend drehen wir uns, ich setze mich auf ihn drauf und presse meine Nase in den Übergang von Hals zu Schulter. Hier riecht er so gut, auch nach all den Jahren. Ich sauge seinen Duft ein, ich habe ihn so lieb. Dann fange ich an, ihn zu küssen und zu lecken, und rutsche nach unten. Sein Penis ist leicht gebogen und leuchtet mir glänzend erwartungsvoll entgegen. Ich nehme ihn aber nur kurz in den Mund, er soll nicht so schnell kommen, dann führe ich ihn in mich ein. Wir verhüten nicht mehr, ich bin fünfzig und kann nicht mehr schwanger werden, obwohl ich noch meine Tage habe. Aber meine Gynäkologin hat gesagt, dass Frauen mit fünfzig nicht mehr schwanger werden können. Was mit Gianna Nannini sei, wollte ich wissen, und sie meinte lachend, wenn eine Frau mit fünfzig schwanger wird, dann nicht ohne vorherige Hormonbehandlung. Aber an meine tolle, aparte, adelige Frauenärztin denke ich nun wirklich nicht, während ich langsam auf Hagens Glied reite. Dann halte ich still, und er fängt an zu stoßen. Als er merkt, es geht los, drückt er mir einen Finger in den Anus, und ich zerspringe in Nanoteilchen, während die Orgasmuswelle von den Füßen beginnend einmal durch den Körper rollt.

Ich lache, ich weine, ich bin so froh, dass es noch geht. Aber es ist nicht wie früher. Nicht mehr so komplett. Die orgiastisch-elektrische Welle hat sich sonst am Ende in den Brustwarzen konzentriert und sie herrlich prickeln lassen, diesmal fehlt dieser letzte Kick. Es war kein schlechter Orgasmus, keiner von der halben Sorte, der so oberflächlich vorübergleitet und nicht der Rede wert ist, aber es war auch keine Explosion, die einen ohnmächtig zurücklässt. Werde ich diese Art nie mehr haben? Das Orgasmussystem, an dem eine bebende Klitoris, ein sich zusammenziehender Uterus, elektrisierte Brustwarzen und Abertausende feine Nerven beteiligt sind, hat offenbar ein wichtiges Organ verloren: die Brüste. Ich schätze, zwanzig Prozent Intensität fehlen.

Sagt einem kein Arzt, weiß wohl auch nur, wer selbst beidseitig amputiert wurde.

Ich bin trotzdem glücklich, und mein Babe auch. Vielleicht bin ich psychisch stabiler, als wir dachten? Dass ich jetzt schon wieder an Sex denken und ihn haben kann, ist doch sicher ein gutes Zeichen.

Es wird das letzte Mal mit Hagen gewesen sein.

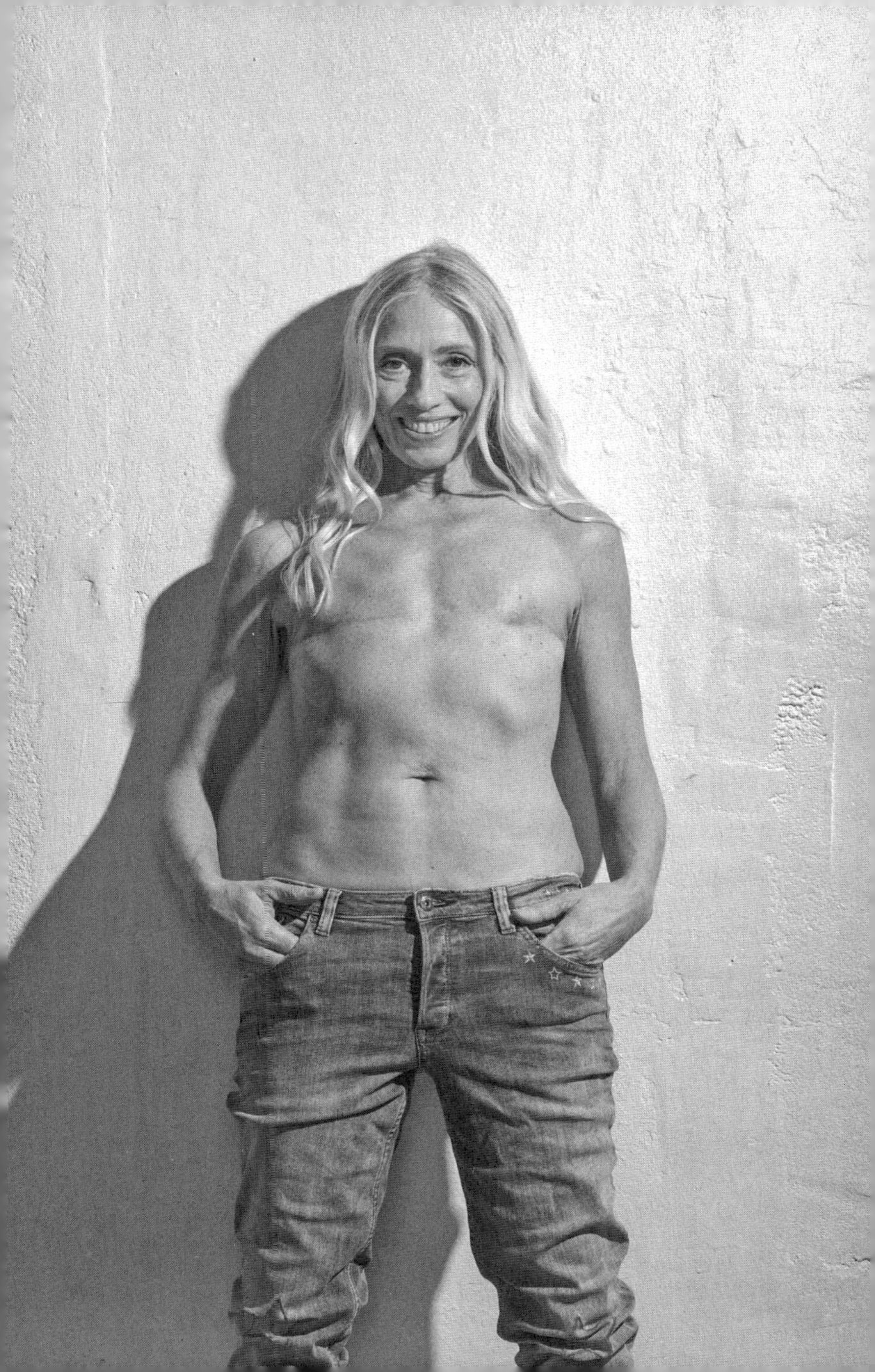

Sister Midnight

Iggy Pop

Der Alltag wird normaler. Elternabende, Essensverabredungen, Gespräche mit Freunden. Immer wieder erzähle ich von meiner Diagnose, von der OP, das Wort »Brustkrebs« kommt mir dabei leicht über die Lippen. Wenn ich es häufig verwende, kann ich vielleicht seine bedrohliche Bedeutung entzaubern, das Tabu langsam vom Sockel schieben. In jeder freien Minute lese ich nach wie vor Bücher zum Thema Krebs. Viele Ratgeber, die die Entstehung von Krebs auf Umweltgifte zurückführen und gesunde Substanzen und alternative Therapien empfehlen, aber auch Bücher von Autoren mit schmerzhaften Theorien wie von Thorwald Dethlefsen, der behauptet, der Grund für Krebs läge in einem selbst.

Der Psychologe zieht Verbindungen zum Zustand unserer Gesellschaft: Die Krebszelle stellt sich urplötzlich nicht mehr in den Dienst des gesamten Organismus, sondern befreit sich von diesem Zwang durch Zellteilung, wird abtrünnig und bildet ihren eigenen kleinen Organismus. Allerdings funktioniert ihre rücksichtslose Selbstverwirklichung nur auf Kosten des Wirts, und wenn sie den Wirt aufgezehrt hat und er dadurch stirbt, bedeutet das auch ihren Tod. Dies sei ein Spiegel der Gesellschaft, schreibt er, einer Gesellschaft, die (wirtschaftliches) Wachstum und Fortschritt über alles stellt, auch wenn es auf Kosten der Umwelt, Pflanzen, Tiere und Rohstoffe geht und wir uns damit unseren Lebensraum abgraben. Krebs sei ein Symptom der missverstandenen Liebe, so seine Überzeugung. Liebe im Sinne von Einssein mit allem. Ich gebe mir Mühe, die Theorien auf mich zu beziehen. Was genau habe ich falsch gemacht? War ich zu wenig mild, zu rigoros, hätte ich auf Flugreisen und auf das Auto verzichten sollen? Hätte ich dann keinen Krebs bekommen? Gibt es nicht viel schlimmere Umweltsünder, die noch viel weniger liebesfähig sind als ich? Und wieso werden die dann neunzig?

Hagen und ich fliegen auf Einladung nach London zu einem Konzert. Er ist die ganze Zeit sehr beschützend und überhaupt kein Party Animal. Nicht, dass er das jemals war, aber er wirkt müde und lustlos. Ich wundere mich über seine Kommunikationslosigkeit und seine Overprotectiveness, bin ja schließlich keine Invalidin, aber will seine seltsame neue Art mir gegenüber nicht dramatisieren. Vielleicht wirkt die Schockdiagnose bei ihm länger nach als bei mir? Hat er immer noch Angst, mich zu verlieren? Bestimmt, neben dem verfrühten Tod unserer Kinder wäre es das Worst-Case-Szenario, wenn einer von uns plötzlich sterben würde. Wir wollen doch gemeinsam uralt werden!

Wieder zurück bin ich beschäftigt mit Arztterminen. Zum ersten Mal lasse ich meine Haut von einer Hautärztin durchchecken und gehe zur Darmspiegelung, weil meine Frauenärztin so hartnäckig darum bittet. Überraschenderweise gefällt mir die Koloskopie außerordentlich gut. Ich lasse mich nämlich nicht betäuben und ruhigstellen, sondern darf die Reise durch meinen Körper hellwach am Monitor verfolgen. Wie glatt und rosa die Darmwindungen aussehen, wunderschön. Mir zuliebe fährt die Internistin mit der

Sonde auch in den Dünndarm, denn ich will endlich mal die berüchtigten Zotten sehen, die wie ein Frotteehandtuch ausgebreitet vor der Kamera liegen. Ich bin begeistert. Die »fantastische Reise« ins Ich ist live besser als der gleichnamige Sechzigerjahre-Kultfilm.

Bei meinem ersten Nachsorgetermin nach der OP ist alles in Ordnung. Ich freue mich, meinen Arzt wiederzusehen, denn ich habe eine Art intimes Verhältnis zu ihm. Er war der Letzte, der meine Brüste in der Hand hatte, der sie abgeschnitten und die Hautlappen möglichst schön wieder aneinandergenäht hat – sodass genug Spielraum für Dehnung da ist, aber auch keine Fleischlappen wulstig Falten schlagen. Das ist ihm gelungen, wenn auch die Narben nicht symmetrisch sind. Die rechte ist gebogener und leicht erhöht. Mir ist das herzlich egal, wichtig ist doch nur, dass ich kein Rezidiv bekomme.

Doch er trübt meine Freude, weil ihn die Asymmetrie stört. Ihre Form ist offenbar ein Affront für sein ästhetisches Empfinden. Er mäkelt an den Narben herum, auch wegen ihres Erscheinungsbildes. Sie sind ihm zu rot, zu wulstig, er spricht von »wildem Fleisch« und davon, dass man eventuell noch einmal nachoperieren müsse.

Wie bitte, aus kosmetischen Gründen? Hat er sie noch alle? Ich bin empört: »Es ist doch völlig egal, wie die Narben aussehen, Hauptsache, ich bin jetzt gesund!«

Ich weiß selber, dass ich erschreckend aussehe, so ohne Busen. Asketisch, knöchern. Mein Spiegelbild erinnert an Iggy Pop. Ob bei diesem Körperbildschocker nun die Narben asymmetrisch und wulstig und dunkel gefärbt sind und deshalb noch mehr auffallen, ist auch egal. Schlimm kann nicht noch schlimmer aussehen. Im Profil wölben sich der Rippenbogen und der Magen am meisten heraus, denn leider zaubern die zu meiner Überraschung vergleichsweise kleinen Brustmuskeln keine nennenswerte Rundung. Ich habe definitiv weniger Brust als jeder Mann. Mein Sohn rät mir, Liegestützen nun immer mit weit auseinandergestellten Händen zu machen, damit ich »mehr Brustmuskeln« bekomme. Das hilft nur bedingt, denn ich habe Dellen anstelle von Wölbungen. Und rechts auch noch weniger als links.

Ich frage den Arzt, ob er rechts ein Stück des Muskels mitentfernt hat, er verneint. Ich glaube ihm nicht, denn ich kann deutlich sehen, dass dort ein Stück herausgeschält wurde. Warum belügt er mich? Denkt er, ich kriege Angst, wenn er sagt, der Muskel war schon betroffen? Ich möchte für voll genommen werden. Und sei die Botschaft auch noch so schlecht.

Wenn ich mich hinknie und den Oberkörper auf die Oberschenkel ablege, also die im Yoga sogenannte »Stellung des Kindes« einnehme, erschrecke ich jedes Mal: Wo vorher Haut die Knie berührte, sind nun Hohlräume. Ich könnte jedem haargenau beschreiben, wie es sich anfühlt, platter als eine Flunder zu sein. Aber werde leider nie danach gefragt.

Es ist Dezember, Hagen ist krank, schon wieder erkältet. Nasennebenhöhlenvereiterung. Er schleppt sich mit glasigen Augen durch den Tag. Mag nicht im Bett liegen, mäandert von Sofa zu Sessel, zieht den Bademantel kaum mehr aus.

An meinem Geburtstag bin ich mit Freunden zum Konzert von Florence + The Machine verabredet, doch sie sagen per SMS ab, als ich schon in der Halle auf sie warte. Weil sie keinen Parkplatz gefunden haben, sind sie wieder nach Hause gefahren. Schöne Freunde. So allein an meinem Geburtstag in der Mehrzweckhalle zu stehen, macht mich traurig, da kann auch das Hippiemädchen Florence Welsh mit ihren barfüßigen Love-Vibes nur bedingt helfen.

Endlich, kurz vor Weihnachten, entdeckt ein neuer HNO-Arzt, dass Hagen einen Eiterabszess in der Nasennebenhöhle hat. Ambulant wird die Blase herausoperiert. Mir fällt auf, dass er ja schon seit einem Jahr immer mal wieder Augenentzündungen hatte, nicht etwa durch Zug, sondern aus heiterem Himmel. Jedes Mal bekam er eine Antibiotikasalbe vom Augenarzt verschrieben, nie hat der auch nur einmal ganzheitlicher nachgeforscht. Das wird nun endlich nachgeholt, ein Zahnarzt hinzugezogen, und siehe da: Im Kiefer liegt ein halb verfaulter Weisheitszahn. Als dieser herausoperiert wird, fließt Eiter in Strömen. Ist mir unerklärlich, wie ein Zahn, der nie die Luft gesehen hat, im Kiefer von Bakterien zerfressen wird. Wie kamen denn die Bakterien in den Kieferknochen? Und wieso hat diese eitrige Entzündung nie Schmerzen verursacht?

Im Gegensatz zu Hagen bin ich entsetzt: Über Monate, wenn nicht Jahre, hat er also schon einen Entzündungsherd im Körper, der ihm immer wieder die Nasennebenhöhle vereitert und die Augen entzündet, und weder die Augen- noch die Hals-Nasen-Ohren-Ärzte, die er zurate gezogen hat, haben sich je die Mühe gemacht, nach Ursachen zu forschen. Was ist das für ein beknacktes schulmedizinisches System, in dem nur symptomatisch behandelt wird? Der Badezimmerschrank quillt über mit Nasensprays und Augensalben, die sie verschrieben und die nie geholfen haben. Was für ein Armutszeugnis für die Ärzteschaft.

Ich ereifere mich, Hagen bleibt ruhig, stoisch, fast desinteressiert. Dabei geht es doch um seine Gesundheit! Ich kann nicht verstehen, wieso er das alles so schicksalsergeben hinnimmt, monatelang hat er sich herumgequält, jetzt freut er sich weder, dass die Ursache gefunden wurde, noch regt er sich über die Schulmedizin-Schwachmaten auf. Er wirkt gleichgültig. Ich wundere mich über ihn.

Novocaine For the Soul

The Eels

Auf meiner Suche nach einem Arzt, der eine alternative Herangehensweise bei der Behandlung von Brustkrebs verfolgt und nicht immer nur auf Antihormone verweist, bekomme ich eine Adresse genannt. Auf dem Schild der Praxis steht »Biologische Tumortherapie«, das klingt schon mal gut. Der Arzt ist Schulmediziner, hat aber einen ganzheitlichen Ansatz, kennt sich in Naturheilkunde und Homöopathie aus und war vor seinem Medizinstudium Heilpraktiker. Von seiner biologisch-ganzheitlichen Krebsbehandlung halten die gesetzlichen Krankenkassen nichts, deshalb wird bei ihm auch nur privat abgerechnet. Meine Privatkasse übernimmt die Kosten nicht. Im Laufe der nächsten zwei Jahre werde ich daher das finanzielle Äquivalent eines Mittelklassewagens bei ihm lassen. Kann ich eben weniger in Urlaub fahren, macht mir nichts aus, bin lieber gesund zu Hause, als dass ich krank die Welt bereise. Trotzdem kann ich nicht verstehen, warum meine Krankenkasse, analog zur gesetzlichen, Bestrahlung, Chemotherapie, Tamoxifen und Silikonbrüste bezahlen würde, aber einen alternativen Ansatz zur Stärkung des Immunsystems nicht unterstützen will.

Das ist nämlich die Devise des gut aussehenden Arztes mit den liebevollen Augen, der Ursachen und nicht Symptome behandeln will: Mein Körper soll angeregt werden, Krebszellen zu erkennen und zu vernichten. Ich finde es plausibel, dass wir versuchen sollten, mein Immunsystem zu kräftigen und es bei seinem Anti-Krebs-Einsatz zu unterstützen. Denn dass es nicht optimal eingestellt ist, zeigt doch die Tatsache, dass ich seit meinem 19. Lebensjahr an Heuschnupfen leide. Trotz Desensibilisierungen in den Neunzigern ist die Allergie nicht weggegangen. Im Gegenteil, sie weitete sich auch schon mal im Frühsommer Richtung Asthma in die Bronchien aus und begleitete mich als »allergische Rhinitis«, also Dauerschnupfen, durch den Winter.

Es wird Zeit, dass mich jemand von Grund auf saniert. Ich gebe mich vertrauensvoll in die Hände des Arztes, der Entzündungsherde aufspüren, mich von Allergien befreien, den Darm durchchecken und mir alle Substanzen verabreichen will, an denen es mir mangelt. Sein Credo ist das Boosting des Immunsystems mit allen Mitteln, und ich bin dabei.

Werde durchgecheckt. Das normale »große Blutbild« ist in seiner Praxis höchstens XS, aber sowieso nicht vorhanden, denn hier wird Blut literweise abgenommen und ein Konvolut an rot gefüllten Röhrchen in die Welt geschickt. Zurück kommen Aktenordner voller Ergebnisse. Ohne dass ich es bemerkt hätte, herrscht in meinem Körper ein Mangel an Kalium, Kupfer, Zink, Eisen und Vitamin D, es liegt eine eingeschränkte Enzymleistung vor, eine Säurebelastung des Gewebes, im Urin werden sehr erhöhte Arsen-, Quecksilber-, Aluminium- und Bleiwerte festgestellt, im Stuhl Fäulnisflora, Histamin und Anzeichen des Leaky-Gut-Syndroms. Dieser »durchlässige Dünndarm« lässt unvollständig verdaute Nahrungspartikel in die Blutbahn gelangen, und dies kann Auslöser für Nahrungsmittelallergien sein. Die Liste der Dinge, die ich nach der Blutanalyse nicht mehr essen sollte, da ich offenbar allergisch darauf reagiere, ist lang: Kuhmilch, Joghurt, Kuhmilchkäse, Eier, Avocados, Karotten, Äpfel, Lauch, Mangold, Rucola, Walnüsse, Wassermelonen, Zwiebeln, Rind-, Kalb-, Schweine- und Lammfleisch, Lachs, Dorsch, Makrele, Hering, Muscheln und Tintenfisch und vor allem Gluten, also Weizen, Dinkel, Hafer, Roggen und Gerste.

Hagen ist entsetzt. Er, der Eier liebt und täglich Brot isst, kann sich nicht vorstellen, wie ich mich von nun an ernähren werde. Für mich ist es gar kein Problem. Ich kombiniere die Liste einfach mit meiner selbst erstellten »Krebs-Aushunger-Diät« und lerne, lieb gewonnene Speisen aus meinem Gedächtnis zu streichen. Nie wieder Parmesan? Nie wieder Eier? Und keine Mohrrüben mehr? Dann ist das eben so.

Zu Hagens und meiner Überraschung werde ich dennoch satt: Pilz- und Gemüsepfannen, jede Art von Geflügel kann ich essen, auch mal Käse aus Schafs- oder Ziegenmilch, ich kombiniere Salat mit Hirse und Buchweizen, esse Kartoffel-Zucchini-Aufläufe (ohne Sahne und Käse), knabbere Sonnenblumen- und Cashewkerne. Auf grünen Tee, schwarzen Tee und Pfefferminztee soll ich verzichten, stilles Wasser wird mein Hauptgetränk. Es dauert nicht lange, und mein Normalgewicht ist wieder da, offenbar hat sich der Körper an die neue Nahrungszufuhr gewöhnt und den Stoffwechsel angeglichen. Trotzdem sehe ich anders aus. Ich habe eine deutlich dünnere Unterhautfettschicht, Muskeln, Sehnen, Lymphknoten und Knochenvorsprünge treten nun stärker hervor. Hallo, Iggy.

Mein neuer Arzt pumpt mir Sauerstoff ins Blut. Ich verstehe, wie wichtig es ist, dass die Flüssigkeit in den Zellen meines Körpers nicht anaerob wird, denn nur im übersäuerten Milieu können Zellen entarten. Ich fange deshalb auch an, mehr Pranayama als Asanas zu machen, also mehr Atemtechniken als Yogastellungen zu üben, und pfeife mir jeden Tag zwei Handvoll Vitaminpillen ein. Mein Arzt will meine leeren Depots wieder auffüllen, ich bekomme neben Vitaminen auch Spurenelemente und Enzyme und staune über die Preise der hochwertigen Nahrungsergänzungsmittel. Alle drei Monate bezahle ich für die Kiste Gesundheit 1000 Euro.

Man muss Prioritäten setzen. Meine eigene Regel, jeden Morgen einen frischen Gemüsesaft zu pressen und das Elixier noch zusätzlich mit Pilzpulvern, DMSO, Wasserstoffperoxid und Grapefruitkernextrakt anzureichern, findet er gut. Aber er will noch mehr, will die Schwermetalle aus meinem Körper entfernen. Es ist faszinierend, wie zäh und konsequent er bei der Sache bleibt. Jeden dritten Tag soll ich morgens kommen und an die Nadel. Auf dem Menü stehen Baseninfusionen, um meinen Körper zu entsäuern, Ausleitungsinfusionen, um Arsen, Blei und Aluminium loszuwerden, und, weil durch diese leider auch Elektrolyte und Mineralien ausgeschwemmt werden, direkt danach noch Aufbauinfusionen. Alles in die Venen. Er ist der Meister der Kanülen, meine Narben will er auch noch mit langen dünnen Spritzen entstören. Mir ist alles recht. Das Mittel Procain spritzt er mir sogar in die Nasennebenhöhlen und unter die Kopfhaut, ich lasse alles fasziniert über mich ergehen. Procain fühlt sich gut an, wie ein Champagnerrausch, es macht leicht, solange es in die Vene läuft, kein Wunder, dass die amerikanischen Eels dem Medikament, das in den USA einen anderen Namen hat, einen Song widmeten: »Novocaine For The Soul«.

Seine Bemühungen tragen Früchte. Es geht mir gut, sogar sehr gut. Ich fühle mich vital und bärenstark, habe weder allergischen

Schnupfen noch Erkältung im Winter. Ich fühle mich unverwundbar, kann im Schnee barfuß laufen und weiß, ich werde mich nicht erkälten. Es wird sich im Frühjahr herausstellen, dass mein Heuschnupfen verschwunden ist. All das jahrzehntelange Herumhantieren mit Nasensprays und Augentropfen, mit dem Gefühl, jede Birke ist dein Feind, jede Wiese ein Tabu, die Natur findet nur noch hinter geschlossenem Fenster statt. Wie traurig. Und nun bin ich plötzlich geheilt. Es ist wie ein Wunder. Hätte ich doch bloß schon vor zwanzig Jahren gewusst, dass ich besser keine Eier, Milchprodukte und Gluten essen sollte, ich hätte mir vieles erspart.

Begeistert preise ich meine »Diät« bei allergieverschnupften Leidensgenossen an, aber die Vorstellung, auf Weizennudeln, Kräuterquark oder gar Alkohol verzichten zu müssen, lässt alle entsetzt zurückprallen. Was, keine Süßigkeiten? Kein Kuchen? Das ist für sie unvorstellbar. Offenbar ist ihr Leidensdruck nicht groß genug. Habe sogar den Eindruck, dass sie mich bemitleiden und denken, ich könne keinen Spaß mehr haben, so ganz ohne Alkohol. Ihr Mitleid ist fehl am Platz, mir geht es so gut wie noch nie zuvor, ich habe keine Zipperlein mehr, springe morgens topfit aus dem Bett, quäle mich zu nichts, bin nicht müde oder ausgelaugt und genieße die zurückgewonnene Naturliebe, denn die Birke ist nun mein Freund.

Weil mir die Infusionen in der Arztpraxis auf Dauer zu teuer sind, bringe ich mir selbst bei, wie man sich einen intravenösen Zugang mit einer Butterfly-Kanüle legt. Die Mittel bekomme ich in der Apotheke, die Kanülen und Schläuche auch. Den Zugang lege ich immer in die Vene der linken Ellenbogenbeuge, denn ich bin Rechtshänderin und kann es umgekehrt nicht. Mit der Zeit will diese Vene nicht mehr und »kollabiert«, nichts tropft mehr hinein, sie wird dick oder die Flüssigkeiten strömen ins Gewebe nebenan, sodass eine Beule entsteht. Ich brauche eine Alternative. Gehe an die Füße, da kann ich beide Hände benutzen. Allerdings steche ich manchmal aus Versehen durch und lande auf Knochen. Tut weh, aber ich zucke nur mit den Schultern. Auch das Blutbad sieht schlimmer aus, als es ist. Letztendlich treffe ich immer irgendwann, weil die Motivation groß ist, ich möchte ja nicht die kostbaren Substanzen verschwenden. Den wenigsten Leuten erzähle ich davon, denn sich selbst intravenös zu behandeln klingt für die meisten Junkie-like und sieht genauso aus wie bei Christiane F.

Wundert mich manchmal, wie gelassen und selbstverständlich ich die Prozedur angehe. Das Gesundheitssystem ist selbst schuld, dass ich mich so etwas traue. Als ich mir vor Jahren den Mittelfußknochen gebrochen und nach der OP jeden Tag eine Anti-Thrombose-Spritze gebraucht habe, wurde mir empfohlen, mir das Mittel selbst in die Bauchfalte zu spritzen. Die Arztpraxis hätte ich auf Krücken nicht erreichen können, Autofahren war nicht möglich und tägliches Taxifahren zu teuer. Und Hausbesuche machen Ärzte heutzutage ja kaum mehr. Damals ging mir der Respekt vor Spritzen flöten, als ich mir täglich die Kanüle hineinjagen musste. Nun bin ich einfach zusätzlich zur s. c.- (subkutan) auch noch eine muntere i. v.-Spezialistin (intravenös).

Hagen beäugt das Ganze mit Irritation, aber sagt nichts. Er ist ja sowieso der große Schweiger geworden. Schaut mich nicht an, wenn ich zusteche, aber zum Tausch der Infusionsflaschen ist er zu gebrauchen. Ich finde es schön, dass er mich tun lässt, was ich für sinnvoll halte. Er hat mich noch nie in meinen Entscheidungen eingeschränkt. Oder mich gar bevormundet. Ich könnte nicht mit einem Mann zusammen sein, der sich wie ein Familienoberhaupt benimmt und denkt, er könne mir in allem reinreden. Ich bin dankbar, dass er alles, was mich interessiert, mit Neugierde betrachtet und an meinem Leben teilhaben will. Er traut mir, denn er ist sich sicher, dass ich weiß, was ich mache, und solange ich mir keine Luft in die Venen schieße, kann ja auch nichts passieren. Ich biete ihm ein intravenöses Procain- plus hoch dosiertes Vitamin-C-Treatment an, denn er könnte auch ein bisschen mehr Power gebrauchen, so schlapp, wie er wirkt, aber er lehnt dankend ab.

Was ist bloß los mit ihm? Er wirkt so ruhig, so still, so in sich gekehrt, fast traurig. Aus welchem Grund? Er hat keine Erklärung.

Weihnachten ist schön, er macht Kartoffeln mit Oliven und Zitronenachteln auf dem Blech, wir sind wie immer zu viert, packen nacheinander Geschenke unterm Weihnachtsbaum aus, singen gemeinsam. Aber irgendetwas stimmt nicht mit meinem Babe. Ist es meine Krebserkrankung, die ihm so zugesetzt hat? Wenn ich ihn frage, ob was ist, wirkt er erstaunt und überrascht und hat immer noch keine Antwort für mich. Ich glaube ihm.

Am ersten Weihnachtsfeiertag besucht er seine an Alzheimer leidende 81-jährige Mutter im Pflegeheim. Zusammen mit seiner fünf Jahre älteren Schwester Ulrike. Sie wird mir viel später erzählen, dass er ihr melancholisch, fast depressiv vorgekommen ist und dass er fast gar nichts gesagt hat. Selbst die demente Mutter hat die Stimmung wahrgenommen und gefragt, warum die beiden so traurig sind. Auch sie hat keine Antwort bekommen.

Blood
Algiers

Silvester 2015/16 sind wir in Prenzlauer Berg, feiern bei einer Freundin im Dachgeschoss mit Blick auf die Immanuelkirche. Außer Hagen und mir sind noch drei ihrer Freundinnen da. Connie und Hagen kennen sich gut, er hat mal die Musikberatung für einen ihrer Filme gemacht, in dem es um Punk ging, und so ist die Runde mit dem Verbindungspunkt Connie eine lustige und spannende, besonders als nach dem Abendessen Maria anfängt, uns Karten zu legen.

Sie verteilt die Lenormandkarten auf dem Tisch. Leicht stockend interpretiert sie für jeden die Bilder. Maria ist eigentlich Sachbearbeiterin, aber ihre Rolle als magische Weissagerin nehme ich ihr ab. Vielleicht gerade, weil sie so wenig esoterisches Gebaren an den Tag legt. Sie deckt Kombinationen von Karten auf und erklärt mit leiser Stimme ihre Bedeutung. Ich bin mächtig erleichtert, dass sie bei mir keine nahende Krankheit herausliest oder gar zurückkehrenden Krebs. Uff.

Als Hagen an der Reihe ist, wirkt sie betroffen, als sie zögerlich von einer möglichen Krankheit spricht, die kommt oder schon da ist, womöglich in der Familie. Auch ein Bild mit einem Sarg ist dabei, kann aber, so sagt sie beschwichtigend, als Pause wie etwa ein

Urlaub gedeutet werden. Aber auch als Tod. Sie wirkt vorsichtig, Hagen und ich nicken bekräftigend und sagen unisono: »Oma Ingrid.« Wir haben eine kranke Kandidatin in der Familie ausgemacht. Keiner von uns denkt an Hagen, warum auch, er ist erst 54. Seine Mutter, die seit zwei Jahren im Pflegeheim ist und mächtig verwirrt vor sich hin vegetiert, ist ja wohl diejenige, welche. In Hagens Familie ist Demenz sehr verbreitet, auch seine Großeltern waren davon betroffen, und ich weiß, dass es seine größte Angst ist, auch Alzheimer zu bekommen. Wenn man ihn ärgern will, runzelt man die Stirn, wenn er sich wieder einen Notizzettel schreibt, und fragt ihn, wieso er sich nichts merken kann. Das findet er gar nicht witzig.

Um Mitternacht den raketenfunkelnden bunten Silvesterhimmel vom Dach aus zu bestaunen ist wunderschön, wir küssen uns im Schwefelnebel neben dem Kirchturm. Es gibt Fotos davon, auf welchen ich lache und Hagen mit leeren Augen ernst in die Kamera blickt. Am nächsten Tag, dem ersten des neuen Jahres 2016, sind wir abends auf einem Konzert in der Volksbühne. Es spielen Algiers aus London. Hagen hat mir ihr erstes Album zu Weihnachten auf Vinyl geschenkt, weil mir die Mischung aus E-Gitarren und perkussivem Gospel-Soul so gefällt.

Leider ist das Konzert nicht gut. Der Sänger hat kein Charisma, die Songs plätschern vor sich hin. Das Beste ist der schräge, mit Gummizement ausgegossene Publikumsraum. Eine hämische Abschiedsaktion des geschassten Intendanten Frank Castorf. Auf dem schiefen Boden bekommt man im Sitzen Rückenschmerzen und im Stehen Wadenkrämpfe. Um beidem vorzubeugen, muss man viel herumhampeln und sich bewegen, genau mein Geschmack. Je älter ich werde, umso mehr habe ich den Eindruck, ADHS zu haben. Während der ewigen Sitzungen im Sender ändere ich alle paar Minuten meine Sitzposition und wundere mich über die ruhigen, sitzfesten Kolleg*innen. Ich arbeite meist im Stehen an meinem Schreibtisch und laufe oder renne unermüdlich herum, Treppen nehme ich grundsätzlich im Sprunglauf. Vielleicht auch, weil ich schnell wieder zu Hause sein will?

Denn mein Alltag ist schön. Hagen ist immer als Erster von der Arbeit zurück. Er fängt schon an, das Abendessen vorzubereiten. Obwohl ich einen Schlüssel habe, klingele ich immer. Der Moment, wenn die Tür aufgeht und er mich anstrahlt, ist ein Highlight. Schon immer gewesen, ich kann mich darüber auch nach über zwanzig Jahren immer wieder freuen. Das Nachhausekommen ist ein kleines Fest.

Genau wie es früher das Aufwachen war, als Hagen schon beim »Käffchen« saß und Zeitung las oder die neuesten Nachrichten im Videotext. Zu wissen, dass er gleich zur Schlafzimmertür hereinkommen würde, machte mir Flugzeuge im Bauch. Als Signal für mein Wachsein legte ich immer dasselbe Lied von einer Siebziger-K-tel-LP auf: »Barbados« von Typically Tropical. Ein kleiner Insiderjoke, weil wir auf diese Karibikinsel am Anfang unserer Beziehung gereist sind. Die Minuten, die es brauchte, bis der Song aus dem Schlafzimmer an Hagens Ohr drang und er sich in Bewegung setzte, waren einfach unvergleichlich aufregend. Jedes Mal, wenn endlich die Tür aufging, hüpfte mein Herz. Sein Hineinstürmen und Sich-aufs-Bett-und-mich-Werfen, diese ungestüm-liebevolle Morgenbegrüßung, war so prickelnd und erhebend, dass ich niemals genug davon bekommen konnte. Wie ein lang antizipierter und dann endlich erfolgter Orgasmus.

Schon lange läuft keine Platte mehr zum Aufwachen, denn elektrische Geräte sind aus dem Schlafzimmer verbannt, aber das herzliche Nachhausekommen mit dem Begrüßungskuss ist geblieben. Wir entern die Küche und erzählen uns gegenseitig, während wir kochen, von unserem Tag. Was wir erlebt haben, das Lustige und das Ärgerliche. Das ist uns so wichtig, dass selbst unsere Kinder immer abgewimmelt und auf »gleich« vertröstet werden, sollten sie diesen Moment für sich reklamieren wollen. Dieses Auf-den-neuesten-Stand-Bringen ist wie ein heiliges Ritual zwischen meinem Babe und mir.

Als ich Hagen kennenlernte, war er sieben Jahre verheiratet und hatte höchstens ein halbes Dutzend Beziehungen hinter sich, im Gegensatz zu mir: Ich hatte viel mehr Beziehungen, denn ich war nie länger als drei Monate mit demselben zusammen. Nicht, dass ich nicht bindungswillig oder -fähig war, aber ich überprüfte permanent mein inneres Gefühl, und wenn es mit dem Mann nicht besser war, als alleine zu sein, dann machte ich Schluss. Alleine leben konnte ich gut, machte ich auch gern. Faule Kompromisse waren nicht mein Ding. Ich wusste nicht, was oder wen ich wollte, aber ich wusste sehr schnell, wen ich auf Dauer nicht wollte. Und dauerhaft sollte sie sein, die Beziehung, die ich eingehen würde, mit dem Vater meiner Kinder. Scheidungskind zu sein, fand ich in meiner Kindheit traumatisch, das wollte ich meinem Nachwuchs in spe auf gar keinen Fall zumuten. Also musste ich mir ganz sicher sein, den Richtigen zu finden.

Choices

Money Boy

Einmal die Woche haben Hagen und ich Tai-Chi. Mein Mann hatte nie sportliche Ambitionen, gemeinsames Tennis war nicht von Dauer, der Grundkurs im Gesellschaftstanz eine Tortur, selbst zum Einkaufen fährt er lieber mit dem Auto als mit dem Fahrrad. Ich bin regelrecht überrascht, dass er zustimmt, mit mir in der Volkshochschule einen Chen-Tai-Chi-Kurs zu belegen. Der chinesische Lehrer ist Kampfkunstprofi und sitzt tief wie eine Spinne in der Stehgrätsche, das antike Ambiente ist wunderschön. Rundum schmücken ein Goethe-Zitat, illustrierte Sternzeichen und ein Mosaikfries mit Bildern zu jedem Schulfach den alten Turnsaal der ehemaligen Knabenschule in Charlottenburg.

Besonderen Spaß machen die Partnerübungen: Einer ist Angreifer, der andere Abwehrer, alles in Zeitlupe. Mein Babe und ich, wir bewegen uns manchmal mit Absicht schneller, treffen und schlagen uns sogar dabei und müssen viel lachen.

Dennoch stimmt irgendetwas nicht. Ich kann es nicht in Worte fassen, kann ihn auch nicht jeden Tag fragen, was er hat, denn jedes Mal scheint er glaubhaft überrascht von meiner Frage, beteuert, dass nichts ist. Ich mache mir Sorgen um seine Gesundheit, er schnupft immer noch herum, hat gelben Schnodder, obwohl er vom vereiterten Zahn und dem Nasennebenhöhlenabszess befreit wurde.

Ich will ihn an die frische Luft bringen. Kurzerhand buche ich Ahrenshoop für ein verlängertes Wochenende Anfang Februar. Wir gehen viel am windigen Strand spazieren, ich immer barfuß. Einmal springe ich auch ins Wasser, unten ohne, obenherum mit Pullover und Wollmütze. Hagen macht Fotos. Sex haben wir keinen. Weil ich keine Lust habe. Irgendetwas stößt mich ab. Sind das jetzt die Anfänge des Klimakteriums? Dabei habe ich meine Tage noch regelmäßig. Aber die Lust ist weg. Die Lust, mit ihm zu schlafen. Dafür onaniere ich gerne. Mache ich heimlich, wenn er neben mir schläft. Ich zermartere mir das Hirn, warum ich lieber masturbiere, als mit ihm zu schlafen. Ist das der Anfang vom Ende unserer Beziehung? Weiß mein Körper schon mehr als mein Hirn?

Nein. Da bin ich mir sicher. Wir lieben uns. Aber irgendetwas stößt mich ab. Vielleicht sein Geschniefe? Oder seine lethargische Art?

Ich beobachte Hagen in den nächsten Wochen aufmerksam und bin erschrocken, wie alt er wirkt. Er ist doch nur vier Jahre älter als ich, aber er kommt mir vor wie ein sehr alter Mann. Warum altert er so schnell? Kommt es von zu wenig Bewegung und zu wenig Sport? Er hat schon immer davon geträumt, Privatier zu sein und den ganzen Tag im Bademantel mit einem Buch in der Hand auf dem Sofa zu sitzen. Jetzt scheint er den Punkt dafür erreicht zu haben, doch er muss jeden Tag zur Arbeit. Strengt sie ihn so an? Er beklagt sich nicht.

Wofür er zu haben ist, sind Kurzausflüge am Wochenende. Noch nie haben wir so viel in und um Berlin unternommen: die Bürgerablage in Spandau aufgesucht, Sanssouci, Villenkolonien im

Grunewald, das Deutsche Historische Museum, Arno Brekers ehemaliges Atelier, den Mauerweg, den Wald am Johannesstift. Es zieht ihn besonders an die Stätten seiner Kindheit in Spandau.

Sollte mir das zu denken geben? Ist nicht auch sein Vater Harri, der 2004 mit 73 an Blasenkrebs starb, in seinem letzten Lebensjahr durch Berlin gewandert? Hat sich noch mal alles in Ost und West angesehen, die Veränderungen von damals zu heute förmlich verschlungen. Hagen liebt seine Heimatstadt auf dieselbe Art, jede Brache, jede Lücke, in die ein Haus gebaut wird, macht ihn neugierig. Er nimmt rege Anteil an jeglicher Bauaktivität, interessiert sich für Architektur, spendet für den Wiederaufbau des Schlosses, und jetzt plötzlich will er jedes Wochenende durch die Stadt spazieren. Irgendwie rentnermäßig, aber ich komme gerne mit.

Für die Osterferien buche ich Urlaub in Tirol. Die gesunde frische Bergluft und strammes Wandern werden ihn doch wiederherstellen? Am 20. März fahren wir los in Richtung Süden mit unserer 14-jährigen Tochter auf dem Rücksitz. Die erste Station zum Übernachten ist der Ort Pegnitz im Frankenwald, der Abend seltsam. Hagen schneidet mir die Haare in der Pension, ich habe das Gefühl, er macht es ungern. Sehe, dass er schief geschnitten hat, aber sage nichts. Morgens wache ich früh auf, die beiden schlafen noch, ich wandere alleine auf den Berg, den ich aus dem Fenster sehe. Früher stand dort oben eine Burg, jetzt nur noch ein Aussichtsturm. Ich steige die Wendeltreppe hinauf und sinne oben vor mich hin. Der Ausflug ist schön, doch er wäre schöner mit ihm. Ich bin unruhig. Etwas stimmt nicht.

Auf der Weiterfahrt nach Italien entspanne ich mich wieder, er scheint ganz der Alte zu sein. Unsere Tochter steht auf deutschen Rap, das Auto hat Bluetooth, wir müssen die ganze Zeit Money

Boy, Medikamenten Manfred, Hustensaft Jüngling und LGoony ertragen. Wir sind schockiert über die teils unflätigen, frauenverachtenden Texte, werden aber von ihr aufgeklärt, dass es sich hierbei um pure Provokation handele, die Rapper in echt ganz lieb seien, aber Übertreibung und Härte beruflich dazugehörten. Hagen und ich zwinkern uns zu und halten es aus. Nach ein paar Stunden sind wir weichgespült. Manche Lieder fangen an, uns zu gefallen, mein Favorit ist der Song über Andy Lubitz, den Selbstmordpiloten der German-Wings-Maschine, der eine Schulklasse absichtsvoll in den Alpen zerschellen ließ. Finde gut, dass dieser Manfred ausspricht, was die Altersgenossen der Schüler*innen darüber denken. Hagen singt bei Money Boys »Choices« mit. Auf Political Correctness scheißen diese Typen, die Lieblingsrapper unserer Tochter sind die Punks des neuen Jahrtausends.

Wir erreichen unser Ziel am Nachmittag. Das gemietete Apartment auf einem Himbeer-Hof mit Aussicht auf die im Tal liegende Brenner-Autobahn ist für die nächsten Tage unser Zuhause. Der erste Orientierungsgang endet auf dem Friedhof von Kastelruth, auf dem wir Fotos von schwarzen schmiedeeisernen Kreuzen vor beeindruckenden Bergpanoramen machen. Wir sind so beneidenswert ahnungslos.

Am zweiten Tag fahren wir mit der Seilbahn aufs verschneite Hochplateau und wandern auf der Seiser Alm im gleißenden Sonnenlicht und knietiefen Schnee. Vater und Tochter sind total erschöpft und wollen am nächsten Tag lieber mal ausruhen. Es fällt mir schwer. Ich überrede Hagen doch noch zu einem kleinen Ausflug, unser Teenie beschäftigt sich lieber mit dem iPad. Im Laufe des Urlaubs besuchen wir Bozen und das Ötzi-Museum, liegen kurzärmelig auf der Alm in der Sonne, wandern um einen grün schillernden See. Es ist einerseits schön, andererseits befremdlich, denn Hagens Verhalten gibt mir weiterhin Rätsel auf. Es changiert. Manchmal ist alles in Ordnung, er macht Scherze, wir lachen und herzen uns. Dann wiederum ist er wie ausgewechselt, still und in sich gekehrt. Nicht weil er beleidigt wäre, ich habe auch nicht das Gefühl, dass er über etwas grübelt. Er redet einfach nicht, wirkt unbeteiligt und passiv.

Ich bin verwirrt. Fahre allein in die Therme nach St. Ulrich und sitze nachdenklich in der Sauna. Er wollte nicht mit, sondern lieber vor der Glotze abhängen. Bin ich zu temperamentvoll? Zu aktiv? Hagen ist vor fünf Wochen 55 geworden, vielleicht ist sein Verhalten normal für einen 55-Jährigen? Oder hat er doch Alzheimer geerbt? Manchmal erscheint er mir wirklich vergesslich. Ich finde keine Antworten auf meine Fragen, überprüfe mein Gefühl für ihn und weiß, dass ich ihn liebe. Immer lieben werde, aber es macht mich traurig, dass wir uns offenbar in letzter Zeit voneinander wegbewegen.

Liegt es am Brustkrebs? Hat es mit meiner Diagnose angefangen? Nein, ein bisschen komisch war er auch schon im Sommerurlaub auf Gozo. Den unbeteiligten, unkommunikativen Zug hatte er auch dort schon. Aber jetzt ist es viel deutlicher geworden, ich fühle mich geradezu wie ein energiegeladenes Füllen, das neben einem Greis über die Wiesen hopst. Wieso bin ich plötzlich so jung im Vergleich? Traue mich nicht, mit ihm darüber zu sprechen, auch ein Novum.

Die schönste Wanderung ist die nach Barbian zum Wasserfall und zu den alten Holzkapellen an der Quelle. Wir sind den ganzen Tag unterwegs. Hagen ist wieder sehr in sich gekehrt. Er setzt sich bei der ersten Rast auf einen Wiesenhang und schaut in die Ferne.

Lange. Er kommt gar nicht mehr zurück, ich wüsste gerne, was er denkt. Am Wasserfall turnen Kim und ich barfuß im Schnee herum, er macht viele Fotos von uns und lehnt sich dann sitzend an einen Stein. Es gefällt ihm dort, das merke ich. Er wirkt zufrieden. Dennoch kommt er mir vor wie ein Patient, der dort abgestellt wurde und uns dabei zuschaut, wie wir umhertollen. Später, als wir in Dreikirchen sind und uns die Kapellen anschauen, sitze ich alleine vor einem alten holzgeschnitzten Altar. Ich knie mich hin, um zu beten, dass der Krebs bei mir niemals wiederkommen wird. Als ich fertig bin und ins warme Sonnenlicht trete, sehe ich Hagen und Kim, wie sie in einiger Entfernung hintereinander herlaufen, sie vorneweg, er hinterher. Das Bild macht mich total emotional, mir schießen Tränen in die Augen. Ich kann den beiden nicht sagen, wieso ich weine, ich weiß es selbst nicht.

Nach neun Tagen treten wir den Heimweg an, es ist der 29. März 2016. Beim Einladen der Taschen verhebt sich Hagen, sagt aber nichts. Ich wundere mich über seine schlechte Laune, sehr ungewöhnlich für ihn. Schon wieder bin ich irritiert. Auf meine Frage, was los sei, bekomme ich keine Antwort. Wir stehen lange im Stau an der Grenze, die Stimmung ist lau. Wir haben vor, in die Fränkische Schweiz zu fahren und uns in Pottenstein mit meiner alten Freundin Gina zu treffen, mit der ich in den Achtzigerjahren die Krankengymnastik-Ausbildung in Coburg gemacht habe. Wir sind drei Jahre Zimmergenossinnen gewesen, das schweißt zusammen. Später gehen wir mit ihr essen. Ich finde es seltsam, dass Hagen dabei zweimal die Gabel aus der Hand fällt, beobachte ihn aber nicht weiter. Vor allem, weil er immer noch schlecht gelaunt ist und sich gar nicht an den Gesprächen beteiligt. Ich bin genervt.

Als ich ihn später darauf anspreche, offenbart er endlich seine

Rückenschmerzen. Er hatte noch nie im Leben »Rücken«, das ist schon ungewöhnlich. Am nächsten Morgen besichtigen wir noch die berühmte Teufelshöhle am Eingang von Pottenstein. Beim Besuch der Tropfsteinhöhle scheint es ihm besser zu gehen, er wird für kurze Zeit kommunikativer. Ich kaufe noch zwei geräucherte Forellen, dann beginnt die Heimfahrt. Wie immer sitzt er am Steuer. Ich lasse mich gerne herumkutschieren. Doch ich werde unruhig. Frage, ob er Rückenschmerzen hat. Ja, aber kein Problem. Auf der Autobahn fällt mir auf, dass er angestrengt geradeaus stiert und gar nicht mehr kommuniziert. Er wirkt roboterhaft, ich bekomme ein mulmiges Gefühl. Obwohl ich nicht gerne stundenlang über die Autobahn peitsche, fasse ich einen Plan. Bei der ersten Rast schlüpfe ich auf den Fahrersitz und sage enthusiastisch, ich hätte plötzlich so eine große Lust, auch mal den geliehenen Wagen auszuprobieren. Er akzeptiert anstandslos. Fühle mich erleichtert, denn ich habe kein gutes Gefühl, wenn er fährt. Zum ersten Mal in meinem Leben.

Was ist bloß mit ihm los? Als ich es frage, hat er wieder nichts Plausibles parat. Zu Hause angekommen, reibe ich ihm die schmerzende Stelle am Rücken mit Finalgonsalbe ein. Wir gehen früh schlafen, denn am nächsten Tag muss ich arbeiten. Es läuft nichts, die Stimmung zwischen uns ist bedrückt.

Als ich nachmittags von der Arbeit komme und er mich an der Tür empfängt, ist sein Lächeln schief. Der linke Mundwinkel hängt herunter. Ich bin erschrocken: »Babe, da stimmt was nicht, dein Lachen ist schief.« Eine schlimme Ahnung überfällt mich: »Hast du auch Probleme mit dem linken Arm?«

Er nickt und zeigt mir, dass die linke Hand ganz schwach ist und nicht mehr richtig greifen kann.

Oh Gott, mir fällt die Gabel ein, die ihm vorgestern im Restaurant aus der Hand gefallen ist. Er hat eine Halbseitensymptomatik! »Das sind Anzeichen für einen Schlaganfall!« Ich werde panisch: »Du musst sofort ins Krankenhaus!«

Wir fahren los. Er wird geröntgt. Ja, da sei etwas in seinem Hirn, ein Schatten. Könnte eine Blutung sein, aber dazu müsse man ein MRT machen. Allerdings seien sie keine »Stroke Unit« und nicht für Hirnproblematiken ausgerüstet, sie müssten ihn verlegen. Die nächstgelegene Klinik, die sich auf Schlaganfälle spezialisiert und einen Platz frei habe, sei in Friedenau.

Hagen wird noch am Abend dorthin verlegt. Ihm wird Blut abgenommen, und es wird ein CT des Kopfes gemacht. Ich besuche ihn am 1. April morgens vor der Arbeit und auch danach. Erfahre von ihm, dass früh ein MRT des Kopfes, am Nachmittag ein CT des Körpers gemacht und wieder Blut abgenommen wurde. Und dass weitere Untersuchungen gemacht werden müssen. Mein Versuch, einen Arzt zu sprechen, scheitert kläglich. Keiner mehr da. Sonnabend, Sonntag, zwei tote Tage.

Montag erfährt er endlich, dass er keine Einblutung habe, also keinen Schlaganfall. Aber etwas sei dort. »Dieses Gewebe gibt uns ein Rätsel auf.« Am Dienstag bekommt er eine Magenspiegelung und eine Lumbalpunktion, am Mittwoch wird er von einem Dermatologen untersucht. Was soll das alles? Ich werde langsam säuerlich. Was genau sagen die Ärzte denn? Was ist ihr Verdacht? Hagen weiß es nicht. Wieso grillt er sie nicht, wenn sie zur Visite hereinrauschen? Ich bitte ihn inständig, in Erfahrung zu bringen, was genau los ist. Wonach sie suchen, wieso er zum Hautarzt muss, wo er doch was am Kopf hat.

Wenn ich nach der Arbeit zu Besuch komme, sind keine

Ärzt*innen zu sehen, die ich fragen könnte, und die wenigen Schwestern, die anwesend sind, geben keine Auskunft. Ich bin verzweifelt, auch über Hagens Passivität. Also muss ich handeln. Donnerstagmorgen um 6:30 stehe ich vor dem Schwesternzimmer auf dem Flur. Jeden Weißkittel, der vorübergeht, spreche ich an und frage, ob er mir etwas zum Patienten Hagen Liebing sagen kann. Nachdem ich eine Stunde lang Physiotherapeut*innen, Arzthelfer*innen und Reinigungspersonal angesprochen habe, stellt sich endlich der behandelnde Arzt vor. Er wirkt misstrauisch, wundert sich, dass ich nicht denselben Nachnamen wie Hagen habe. Wo lebt der Mann? Ich versuche, mich zu beherrschen, erkläre, dass es seit 1994 erlaubt ist, dass keine/r bei der Eheschließung auf ihren/seinen Nachnamen verzichten muss. Guten Morgen, wo hat er die letzten zwanzig Jahre verbracht, im Verbindungshaus am Wannsee, wo die Welt der Konservativen noch in Ordnung ist?

Hagen und ich sind seit 2009 verheiratet, wir haben unsere eigenen Namen behalten. Weil es Ausdruck der eigenen Individualität und Identität ist. Sonst hätte ich ihn nicht geheiratet, ich will doch keinen fremden Namen annehmen und meinen auch nicht einem anderen überstülpen! Aber die ganze Argumentations- und Erklärungskette läuft nur in meinem Kopf ab, denn es gibt Wichtigeres, ich will endlich wissen, was Sache ist.

Der Arzt ist vorsichtig: »Ein Schlaganfall ist auszuschließen … aber da ist ein Schatten.« Pause.

»Ist es ein Gehirntumor?«, will ich wissen.

Er zögert schon wieder.

Verdammt, das gibt es doch nicht. »Ich bin medizinisch vorgebildet, ich war Physiotherapeutin, Sie können ganz ehrlich mit mir reden, ich bitte Sie darum«, sage ich fast flehend.

Endlich spricht er: »Ein Hirntumor könnte möglich sein, oder es sind Metastasen.«

Mir wird heiß und kalt, in meinem Bauch verknotet sich etwas, die Panik kriecht von unten nach oben. Er hat Krebs. Deshalb wurden Hagens Organe durchleuchtet, sie sind auf der Suche nach dem Primärtumor. Ich schlucke, meine Stimme ist rau. Ob sie den Primärtumor gefunden haben, will ich wissen,

Nein, ist die Antwort. Dann wieder Schweigen.

Wieso haben sie Hagen das alles nicht gesagt? Weil er nicht gefragt hat? Oder haben sie es ihm erklärt, und er hat es vergessen? Oder hat er es verstanden, aber wollte es mir nicht sagen? In meinem Kopf dreht sich ein Fragenkarussell, dann merke ich, dass der Arzt immer noch nicht weiterspricht. Wieder muss ich die Initiative ergreifen: »Wie geht es denn jetzt weiter? Er muss doch bestimmt operiert werden, machen Sie so etwas hier?«

»Nein«, und: »Es wäre besser, er würde zu einem Spezialisten gehen.«

»Wo ist denn ein Hirnspezialist? Wie läuft das ab? Suchen Sie einen und veranlassen Sie die OP? Muss das jetzt nicht schnell gehen?«

Der Arzt wirkt leicht überfordert, kommt mit Ausflüchten: Man müsse mal schauen. Wieder Pause.

Es ist doch zum Heulen, wieso muss ich diesem Mediziner alles aus der Nase ziehen, wieso bekomme ich keine ehrlichen Ansagen, selbst wenn ich darum bettele. Man wird hier behandelt wie ein unmündiger Mensch. Ich bedanke mich dennoch, denn es hilft ja niemandem weiter, wenn ich lange Reden halte. Atme tief durch. Und zögere kurz vor Hagens Krankenzimmer. Natürlich sage ich ihm die Wahrheit, ich kann gar nicht anders. Aber vielleicht will er sie nicht hören, weil er sie schon weiß? Wie schlimm steht es um ihn?

Ich gebe mir einen Ruck, fege in sein Zimmer, setze mich zu ihm aufs Bett und erzähle ihm, was ich erfahren habe. Er ist sehr ruhig. Kommt das durch den Hirntumor? Ich klammere mich an den Gedanken, dass man das Fremde in seinem Hirn ja wegoperieren kann. Und dann kickt der Aktionismus los. Da der Arzt so schwammig dahersalbadert hat, nehme ich die Sache nun selbst in die Hand: Rufe Hilla an, die als Physiotherapeutin in einem Berliner Universitätsklinikum arbeitet. Sie weiß um Hilfe, kennt den jungen Berliner Neurochirurgie-Professor, der ein Superman der Gehirnspezialisten sein soll. Laut Hilla ein Heiliger. Wenn einer helfen kann, dann er.

Sie veranlasst die sofortige Verlegung von Hagen. Von Donnerstag an besuche ich ihn morgens und abends auf der Neurochirurgie im Wedding. Abgeranzt sieht es hier aus, niedrige Decken, dunkle Flure und schlecht beleuchtete Gänge, aber die Nähe zum Wunderarzt macht Hoffnung. Hagen scheint hier in den besten Händen zu sein, die es in Deutschland gibt. Offenbar möbelt dieses Wissen auch seine Stimmung auf, hier in diesem Krankenhausambiente wirkt er plötzlich gar nicht mehr krank, außerdem hat er einen netten Bettnachbarn, der seit Jahren mit Hirntumor lebt, obwohl er schon zum wiederholten Mal operiert werden musste. Die beiden verstehen sich gut, ich sehe mein Babe endlich mal wieder lachen.

Frage ihn, ob er bemerkt hat, dass er einen Hirntumor hat. »Nein«, ist seine Antwort. Ich warte darauf, dass er mich fragt, ob mir etwas aufgefallen sei, aber er stellt die Frage nicht. Vielleicht weil wir beide wissen, dass er sich verändert hat. Dass schon länger etwas nicht stimmt. Aber wie hätte ich auf einen Hirntumor kommen sollen? Wer sagt denn: Schatz, du bist so seltsam, machst Dinge, die du früher nicht gemacht hast. Entweder du redest gar nicht und schweigst vor dich hin, oder du redest so negativ über vieles, bist gar kein Linker mehr, eher so krass konservativ. Ich erkenne dich kaum wieder, hab auch gar keine Lust mehr, mit dir zu schlafen, weil definitiv etwas mit dir nicht stimmt. Lass am besten mal deinen Kopf untersuchen!

Ein Hirntumor wäre mir nicht als Erklärung in den Sinn gekommen. Ich dachte an frühzeitige Alterung. Manchmal zischte auch der Gedanke an Demenz durch meinen Kopf, aber dann sagte Hagen wieder etwas Schlaues, dass ich mich selber schalt und die Alzheimersache verwarf.

Bin ich nun erleichtert, weil ich weiß, was er hat? Nein. Setzt er große Hoffnungen in die Operation? Er schweigt. Er will nur wissen, was die Kinder machen, und freut sich, dass er morgen vorerst nach Hause kann.

Death Walks Behind You

Atomic Rooster

Es ist schön, als er wieder zu Hause ist. Drei Tage im Bademantel als Privatier. Ich habe, als er ins Krankenhaus ging, bei seinem Chef angerufen, um ihn vom »Schlaganfall« zu unterrichten. Jetzt ist es etwas noch Schlimmeres. Hagen korrigiert die Diagnose bei seinen Kolleg*innen. Ich wüsste gerne, ob sie auch Veränderungen bei ihm bemerkt haben, weiß aber nicht, wen ich fragen kann. Und ob überhaupt. Was würde ich mit dem Wissen anfangen? Mich bestätigt fühlen? Wozu brauche ich das?

Unsere Kinder nehmen die Diagnose hin. Weil sie Schreckensnachrichten gewöhnt sind? Weil sie denken, er müsse nur operiert werden und sei dann wieder der Alte? Weil der erste Schreck noch tief sitzt? Vielleicht sind ihre Ängste hinter hohen Mauern verborgen. Sie nehmen das Schicksal an und machen weiter. Sind nicht panisch, denn es gibt ja auch gutartige Tumore, die nicht streuen, sondern nur Raum greifen und entfernt werden müssen, weil sie gesundes Gewebe verdrängen.

Mittwoch, der 13. April, ist schnell da, Hagen wird operiert. Als ich ihn abends besuche, hat er einen kleinen weißen Verband seitlich vorne rechts auf seinem fülligen grau melierten Haar. Sie haben nicht viel wegrasiert, es ist nur eine kleine Stelle. Ich bin erleichtert, dass er mich erkennt und ganz normal reden kann, offenbar sind bei der OP keine Hirnzellen geschädigt worden.

Diesmal ist die Informationslage auch viel besser. Dank Hilla wissen wir genau Bescheid, sie sitzt an der Quelle. Den »heiligen« Professor bekomme ich nie zu Gesicht, aber Hilla berichtet: Leider konnte er den Tumor nicht entfernen, er sitzt zu tief im Gehirn. Es ist auch nicht nur ein Tumor, sondern es sind mehrere, vier bis fünf. Eine kleine Probe konnte er aus einem seitlichen Anteil entnehmen, aus dem Bewegungszentrum, dort war das Risiko gering, dass das Hirn beim Eingriff schwerwiegend verletzt würde. Die Probe wird nun untersucht, und wenn das Ergebnis der Biopsie da ist, weiß man mehr.

Gut. Nein, schlecht. Zu tief im Hirn? Mehrere Herde? Oh Gott. Bis das Ergebnis vorliegt, müssen wir uns gedulden, es wird ungefähr eine Woche dauern.

Ich bin nervös, meine Gedanken kreisen wie wild, ich kann nicht einfach warten, will mehr wissen. Eine entfernte Bekannte ist Neurochirurgin, sie hat eine Praxis in Adlershof. Ich rufe sie an, ich brauche Erklärungen. Sie sagt, wir sollen vorbeikommen, wenn wir den Befund haben. Egal welcher Tag, auch am Wochenende.

Der Befund ist da, der Termin zur Besprechung im Krankenhaus ist am 22. April. Ich nehme mir frei. Es ist der Geburtstag unseres Sohnes. Er wird am 22. 22, das schreit nach einer Torte mit Doppel-Schnapszahl-Deko, aber für ihn gibt es keinen Kuchen und keine Feier. Sein Geburtstag geht unter. Überhaupt spielen beide Kinder, auch die 14-jährige Tochter, nur eine Nebenrolle im neuerlichen Krebsdrama. Sie beobachten. Verbalisieren ihre Sorgen nicht. Sprachlosigkeit. Wir befinden uns alle vier in einer angstvollen Gelähmtheit, jeder flüchtet in seinen Alltag, weil dieser bekannt ist und man dort funktioniert.

22. April, 14:30 Uhr

Hagen und ich sitzen nebeneinander auf Stühlen im Gang vor dem Arztzimmer der Neuro-Station. Ich beobachte das Paar, das vor uns aus der Türe kommt – sind die beiden verweint? Man sieht ihnen nichts an. Hagen wird aufgerufen.

Die Ärztin sieht sehr freundlich aus und jung. Blitzartig kommt mir die Erkenntnis, dass einem, wenn man über fünfzig ist, alle Respektspersonen jung vorkommen, weil sie es ja auch sind. Die, die älter sind als man selbst, sind ja schon in Rente. Oder tot.

In den Sekunden, bevor sie anfängt zu reden, steht die Zeit still. Alles ist egal, das Atmen, die Menschen, das Wetter, die Tageszeit auch, es könnte auch nachts um drei sein. Das ganze Universum ist auf diesen Moment konzentriert. Es gibt nur dieses winzige weiß getünchte Zimmer mit den zwei Stühlen, dem Schreibtisch, dem Computer, dem Waschbecken und dem Damoklesschwert über uns. Meine Kehle ist halb zugeschnürt. Die attraktive Oberärztin öffnet den Mund, um zu reden, mir kommt es vor wie in Zeitlupe. Sie erklärt in ruhigem Ton, dass ihr Chef durch die Biopsie eine kleine Probe des Gewebes entnehmen konnte, der größere Tumor läge sehr tief und sehr zentral im Bereich der »Brücke«. Deshalb habe man ihn auch nicht entfernen können. Die Untersuchung der Probe habe ergeben, dass es sich um ein malignes Astrozytom handelt, »Glioblastoma multiforme« wird als Diagnose auf den Verordnungen stehen. Ein bösartiger, schnell wachsender, mehrteiliger Hirntumor.

Wenn man googelt, erfährt man, dass die Hälfte aller Astrozytome Glioblastome sind. Der häufigste Hirntumor überhaupt. Die meisten Patienten erkranken zwischen dem 45. und 60. Lebensjahr, allerdings können auch Jugendliche und Kinder daran erkranken.

Sie deutet auf den Computerbildschirm: »Hier sind die Aufnahmen, da können Sie ganz genau sehen, wo die Herde liegen.« Weil sich keiner von uns rührt, fragt sie nach, ob wir es überhaupt sehen wollen.

Hagen schüttelt den Kopf, ich nicke und knie mich neben sie, um den Bildschirm von vorne und nicht von der Seite zu sehen. Da ist die große Hirn-Walnuss in Schwarz-Weiß, und selbst ein Laie wie ich sieht die weißen runden Flecken, die sich durch das ganze Gehirn ziehen.

»Da sind ja ganz viele«, sage ich, und sie nickt, spricht von Multilokalität, großer Verbreitung und der Schwellung, die man sehen könne. Durch das Ödem kann es auch zu Schlaganfallerscheinungen kommen, zu Halbseitenlähmungen, die Hagen ja hat – im Gesicht und am Arm.

Sein ganzes Gehirn ist durchzogen von Flecken. Da ist nicht mehr viel normales Gewebe übrig. Unglaublich, wie gut er angesichts dieser Bilder noch funktioniert! Was macht der Tumor noch für Symptome, will ich wissen, und sie sagt: »Zum Beispiel Kopfschmerzen, Schwindel oder Wesensveränderungen. Da, wo der Tumor hauptsächlich sitzt, ist das Kommunikationszentrum.«

Bam. Deshalb also das zunehmende Schweigen meines Babes, dieses In-sich-Gekehrte. Auch jetzt, wo er hier neben uns sitzt, scheint er nicht anwesend zu sein. Ein Geist, der nur zuhört, nicht reagiert. Die Ärztin spricht nun über die verschiedenen Therapieformen. Üblicherweise würde eine Bestrahlung erfolgen. Ich bin überrascht: Wie will man denn alle Herde auf einmal bestrahlen, geht das überhaupt, wo doch das gesamte Hirn betroffen ist?

Richtig, das geht nicht, deshalb würden die Herde abwechselnd partiell bestrahlt.

»Und dann werden sie kleiner?«

Sie zögert: »Nein, aber sie können eventuell in ihrem Wachstum etwas angehalten werden.« Für wie lange Zeit weiß sie nicht, und sie bleibt uns auch die Antwort auf meine schroffe Frage schuldig, wie lange Hagen noch leben wird: »Das kann ich Ihnen nicht sagen.«

Komisch, in Filmen werden die Ärzte immer konkret: »Sie haben noch eine Lebenserwartung von drei Monaten«, und dann lebt der Patient noch drei Jahre. Jeder kennt solche Storys, warum können sie nicht auch auf uns zutreffen? Sagt die Ärztin mit den mitleidvoll-freundlichen Augen nur nicht die Wahrheit, weil sie so grausam ist? Ich drängele weiter: »Heißt das, er könnte auch noch viele Jahre damit leben?«

»Das kann sein, es können aber auch nur sechs Monate sein, genau wissen wir das nicht.«

War das nun die verschlüsselt-konkrete Angabe, hat er nur noch ein halbes Jahr?

Sie spricht weiter: Neben der Bestrahlung würde sie auch eine Chemotherapie vorschlagen, eine orale, das heißt, Hagen müsse »nur« Tabletten nehmen.

Ich bin irritiert, dachte, eine Chemotherapie wirke gar nicht bei Hirntumoren, da das Zellgift die Blut-Hirn-Schranke nicht überwinden kann.

»Doch, es gibt Substanzen, die dies zu einem geringen Maße können, aber natürlich ist die gesamte Radiochemotherapie bei so einer Diagnose nur dafür da, das Wachstum eventuell aufzuhalten, verkleinern oder heilen kann man hier nichts.«

Eventuell?

Meine Kehle schmerzt, dann geht es los: Meine Augen füllen sich mit Tränen, denn ich habe in diesem Moment kapiert, dass mein Babe unheilbar krank ist. Dass es gar keine Hoffnung gibt. Ich weine. Und spüre, wie unangenehm es für Hagen ist. Er mauert sich in sein Schweigen ein. Ich kann dennoch nicht aufhören und will schluchzend wissen, was es für Alternativen zur Bestrahlung und Chemo gibt.

Sie erzählt ruhig und geduldig von der »Tumorfeldtherapie«, bei der die Patienten permanent einen vier Kilogramm schweren Rucksack mit sich führen, gefüllt mit einem Stromgenerator, der per Kabel mit Elektroden verbunden ist, die am rasierten Kopf angebracht werden. Dort erzeugen sie elektromagnetische Felder, die Tumore zum Schrumpfen bringen können. Betonung auf »können«. Dies sei eine Alternative, die eventuell infrage käme, das müsse man genau prüfen.

Ich registriere die Ton-Bild-Schere. Sie spricht von dieser Therapie, aber ihre Augen sagen mir, dass es keine Hoffnung gibt, egal, was wir machen. Hagen spürt es auch, er schaltet sich zum ersten Mal in die Unterhaltung ein und sagt, dass er sich auf keinen Fall vorstellen kann, mit kahl rasiertem Schädel herumzulaufen, an dem Elektroden festgeklebt sind. Stimmt. Kann ich mir auch nicht bei diesem Mann vorstellen. Er hat so schönes Haar.

Ich weine. Immer noch. Während ich auf den Monitor stiere. Die Walnuss verschwimmt. Die Ärztin weiß ja nicht, dass ich vor einem halben Jahr selbst eine Krebsdiagnose bekommen habe. Und nun auch mein Babe. Was ist denn das für eine große Scheiße!

Warum wir beide? Ich bin gerade dem Tod von der Schippe gesprungen, und nun stirbt er? Und es gibt keine Hoffnung? Ich könnte schreien. Aber wenn hier einer schreien müsste, dann wäre das Hagen. Doch er sitzt neben mir und ist ganz ruhig. Als hätte er es geahnt. Hat er es gewusst? Oder ist sein Wesen so verändert, dass ihn nichts mehr emotional trifft?

Die Ärztin ist toll. Die Situation ist ihr nicht unangenehm, sie wird nicht ungeduldig, sie reicht mir Tissues. Sie muss vielleicht jeden Tag solche Grausamkeiten verkünden und immer wieder Anteilnahme und Verständnis zeigen. Obwohl es für sie doch Routine ist und sie vielleicht den ganzen Morgen im OP bei künstlicher Beleuchtung, schlechter Luft und in schlechter Haltung zugebracht hat, womöglich nur mit ganz kurzer oder gar keiner Mittagspause. Aber wieso denke ich jetzt über diesen Nebenschauplatz nach? Wieso tut mir die Ärztin leid? Mir sollte nur einer in diesem kleinen Raum leidtun, in dieser Tragödienkammer.

»Gibt es nicht auch die Möglichkeit einer Cannabistherapie, kann man damit nicht auch was erreichen? Cannabis soll doch gegen Krebs helfen?«

In ihren Augen lese ich Mitleid: Nein, damit könne man nur Nebenwirkungen der Chemotherapie mildern. Sie spricht Hagen an, will wissen, ob er denn Fragen habe. Es entsteht eine lange Pause.

Dann Hagen: »Ich möchte gegen den Krebs kämpfen. Ich werden das machen, was Sie empfehlen. Also die Bestrahlung und die Chemo.«

Ich fühle keine Erleichterung, glaube, es ist die falsche Entscheidung, denn es wird gar nichts bringen, ihn nur quälen und seinen Körper kaputt machen. Aber ich verstehe, dass er etwas machen will und dass Nichtstun keine Option für ihn ist. Deshalb halte ich die Klappe.

Wir sind entlassen. Mit Papierkram und Terminen für die Radiologie. Gehen zum Auto. Ich fahre, denn die Ärztin hat gesagt, er dürfe ab jetzt nie mehr Auto fahren und er mache sich strafbar, wenn er es dennoch täte. Spätestens in diesem Moment hatte ich seine Tränen erwartet. Mir hätte diese Erklärung meiner Unmündigkeit extrem zugesetzt, wo doch das Autofahren in unserer Generation so einen großen Stellenwert hat. In seiner Familie ist Hagen der Einzige, der Auto fährt. Seine Eltern hatten beide keinen Führerschein. Seine große Schwester hat Angst zu fahren. Er weint nicht. Er bleibt äußerlich unbeteiligt.

Wir sitzen in seinem Panda, ich fahre noch nicht los. Drehe mich nach rechts zu ihm hin und weine. Will über das gerade Erlebte reden, über die Diagnose, die Konsequenzen. Ich bin ganz ehrlich. Sage, dass er wahrscheinlich nur noch ein halbes Jahr leben wird, wenn ich die Ärztin richtig verstanden habe. Dass ich das kaum aushalte, dass ich nicht verstehe, wieso wir beide Krebs bekommen haben. Ob wir hier für etwas bestraft werden? Dass ich damit gar nicht klarkomme. Dass ich nicht weiß, wie ich damit umgehen soll, wie es nun weitergehen soll. Ich will ihn nicht verlieren. Wollte doch mit ihm alt werden.

Ich rede und rede und weine und weine und weine. Hagen kann mich nicht trösten. Er versucht es auch gar nicht. Ich fühle, dass ihn mein emotionaler Ausbruch stört. Denn müsste nicht eigentlich ich ihn in den Arm nehmen? Aber ich kann nicht, er ist doch nicht mein Kind! Und ich bin nicht seine Mutter. Ich bin sein Babe, er ist mein Babe. Er ist meine andere Hälfte, mein Mann, mein Kumpel, mein Freund, mein Beschützer, mein Unterstützer, mein Lover, meins. Jetzt verliere ich das alles, mein halbes Ich? Er sitzt auf dem Beifahrersitz und sagt nichts. Fast nichts. Nur, dass wir uns zusammenreißen müssen wegen der Kinder. Und er hat recht, der Mann, der keine Kinder wollte.

I'm Set Free

The Velvet Underground

Wir liegen nebeneinander in unserem Bett. Aus Holz. Dessen Kopfende unsere Tochter bunt angemalt hat, als sie klein war, sehr klein und zum Mittagsschläfchen abgelegt wurde. Statt zu schlafen, hat sie Buchstaben und Fantasiewesen über das gesamte Kopfende verteilt, mit Kugelschreiber oder Buntstiften, was sie gerade zur Hand hatte. Und nie Ärger deshalb bekommen, denn Kunstmachen ist immer gut, selbst auf einem neuen Bett. Inzwischen ist es 15 Jahre alt und knarrt und sieht nicht mehr edel aus, aber es hat schon viel erlebt. Anfangs viel Sex, Geknutsche, kranke Kinder, kranke Eltern, wilde Tobereien, Versteckspiele unter Laken, Balancierübungen am Fußende. Alle Harry-Potter-Bücher wurden hier vorgelesen und alle Kinderbücher von Roald Dahl.

Jetzt liegen Hagen und ich hier im Dunkeln und halten uns an den Händen, es ist die maximale Nähe, die wir können. Jeder liegt auf seiner Seite, wir sagen nichts, aber halten Hände. Jede Nacht. Bis ich einschlafe. Ich weiß nicht, wie gut Hagen schlafen kann. Wenn ich aufwache, ist er meist schon unten. Er bleibt weiterhin Frühaufsteher. Ich habe Angst, dass er bald ganz schwach und ausgemergelt sein wird von der Radiochemotherapie. Es ärgert mich, dass die Schulmedizin nichts anderes weiß. Warum können nicht die Ursachen erforscht und abgestellt werden, wieso werden immer nur die Symptome bekämpft? Wie viele Wissenschaftler*innen forschen denn momentan jeden Tag nach der Ursache von Krebs? Sind es Dutzende, Hunderte oder Tausende? Für wen arbeiten sie, woher kommt ihr Gehalt? Werden sie von unseren Steuern bezahlt oder von der Pharmaindustrie? Geht es Letzterer womöglich so verdammt gut mit all den verkauften Tonnen an Chemotherapie-Substanzen, dass sie gar kein Interesse hat, den Status quo zu ändern? Weil ich merke, dass Hagen solche Spekulationen nicht gerne hört, halte ich meinen Mund. Er hat sich nun mal für die empfohlene Therapie entschieden.

Ich erinnere ihn auch nicht daran, dass er immer gesagt hat, er werde 73 Jahre alt. Er war sich so sicher, weil alle Männer in seiner Familie mit 73 starben. Wie naiv, dass wir glauben, so alt wie unsere Eltern oder Großeltern zu werden. Es sind doch nicht die Gene, die die Gesundheit definieren, sondern es ist vor allem die Umwelt. Unsere Vorfahren lebten in einer weniger vergifteten Welt ohne Schädlingsbekämpfungsmittel, künstliche Aromen, Mikroplastik und elektromagnetische Strahlung. Keine Themen, über die er reden möchte, aber was ich zur Sprache bringe, ist die Absurdität, dass er, der bis vor zehn Jahren an Migräne litt, kein einziges Mal Kopfschmerzen hatte, obwohl dieser krasse Tumor sein gesamtes Hirn befallen hat. Offenbar hat er nie etwas bemerkt.

Die befreundete Neurochirurgin in Adlershof kommt extra am Wochenende in die Praxis. Sie sagt, wir müssen uns schnell sehen, weil die Zeit drängt.

Samstagfrüh. Schweigend fahren wir zu ihr. Wir wissen, es ist ein bedeutungsvoller Termin. Die Oberärztin im Krankenhaus hat uns zwar den Befund und die weitere Vorgehensweise erklärt, aber mit Vorsicht und einem vorgeschalteten Schulmedizinerfilter. Wir wissen, dass Christine kein Blatt vor den Mund nehmen wird. Sie empfängt uns freundlich, schaut sich Hagens CT- und MRT-Aufnahmen an, holt tief Luft und legt los: Die multiplen Herde sind überall. Sie erkennt fünf Tumore. Es sieht sehr schlecht aus, es gibt keine Heilung. Sie fragt, ob es ein Testament gibt, eine Patientenverfügung.

Nein. Wir sind doch erst Anfang fünfzig, wir dachten, wir hätten noch zwanzig bis dreißig Jahre vor uns und für solche Überlegungen viel Zeit. Macht man sich solche Gedanken nicht erst, wenn Enkel da sind?

Christine ist pragmatisch und schmerzhaft ehrlich: Wir sollen uns beeilen und jetzt ganz schnell Ordnung machen, sollen das Haus, die Familie, die Erbangelegenheiten regeln, sollen zum Notar gehen, sollen uns überlegen, wie Hagen im Falle eines Komas behandelt werden will, sollen uns um einen Palliativmediziner kümmern, einen Arzt, der Sterbende begleitet, und, falls Hagen das möchte, auch um einen Platz im Hospiz. Sie betont immer wieder, dass uns nicht viel Zeit bleibt, dass wir uns beeilen müssen.

Mir wird klar, dass wir nicht eine Minute innehalten und schon gar nicht den Kopf in den Sand stecken dürfen, sondern jetzt offenen Auges ins Tabuland marschieren müssen. Mir rinnen die ganze Zeit Tränen über die Wangen, meine Augen sind dauerverheult, aber ich bin Christine sehr dankbar für ihre Ehrlichkeit. Die ungewöhnlich ist. Vielleicht sind Menschen in Mexiko besser vorbereitet auf den Tod, denn dort gibt es Festivitäten für die Verstorbenen und sogar Partys auf Friedhöfen. Bei uns aber befasst man sich nicht gerne mit dem unvermeidlichen Ableben, vielleicht aus Aberglauben. So nach dem Motto: Wer dran denkt, dem passiert's. Der

Tod ist ein Tabu. Auch Hagen und ich haben unser Sterben nie zum Thema gemacht. Das Einzige, worüber wir manchmal nachgedacht haben, ist unser »letztes Lied«. Der Song, der bei der Beerdigung laufen soll. Meine Wahl ist Velvet Undergrounds »I'm Set Free« aus ihrer dritten LP, ein Lied, das womöglich der unbekannte Freund der Band, Doug Yule, gesungen hat und nicht Lou Reed, weil der krank und heiser war und Yule eine ähnliche Stimme hat. Ein Geheimnis, das vielleicht nie mehr zu lüften ist, denn Reed ist tot, und der 73-jährige Doug Yule hat mir nie auf meine Mail geantwortet. Ich liebe dieses Lied, weil es tief in mir Schwingungen auslöst. Beim Hören fange ich an, mich aufzulösen, es setzt meine Seele frei, jedes Mal, wenn ich es höre, schaue ich automatisch Richtung Himmel und breite die Arme aus. Also ein perfekt geeigneter musikalischer Brückenschlag ins Jenseits.

Hagens letztes Lied kenne ich auch, er hat es mir nicht nur erzählt, er hat es sogar verschriftlicht. Im George-Lindt-Buch *Mein Lieblingslied*. Da schreibt er 2005:

»Das Lieblingsstück aller Zeiten beim Fernsehen zu entdecken klingt vielleicht peinlich, aber meine Erleuchtung geschah wirklich vor der Röhre. 1972, an einem Wochentag um 21 Uhr. Ich hatte meinen Eltern das Fernsehspiel ›Die Rocker‹ abtrotzen können. Ein jugendlicher Ausreißer begegnet in Hamburg Halbstarken, Rockern, leichten Mädchen. Und während er da so unsicher durch die Straßen läuft, setzt erst ein trockener Bass ein, kaum merklich, dann eine Rassel, ein Piano, so wunderschön verhallt, als wären es Glocken, und schließlich die raue Stimme Van Morrisons: ›You must leave now/take what you need you think will last …‹ Gänsehaut, die Augen werden feucht, bis heute. Ganz egal, dass die Aufnahme zur Zeit des Films bereits sechs Jahre alt war und Van Morrison und seine Band ›Them‹ lediglich einen Bob-Dylan-Klassiker neu interpretierten. Es ist eben ein zeitloser Song. So wie mir der Ausreißer in ›Die Rocker‹ Fernweh vermittelte, das ich selbst kaum kannte, beschert mir dieser Song bis heute eine Melancholie, die ich als grundfröhlicher Mensch von alleine nie so hinkriegen würde. Deshalb habe ich auch meine Freundin verpflichtet, ihn bei meiner Beerdigung abzuspielen. So fällt es dem einen oder anderen etwas leichter, eine Träne zu vergießen.«

Über die Musik bei unserer Beerdigung nachzudenken war immer ganz einfach, so abstrakt und weit weg. Jetzt, wo der Tod uns ins Gesicht starrt und ich mir vorstellen muss, dass Hagen nicht mehr lange neben mir sitzt, bekomme ich fast einen Nervenzusammenbruch. Aber ich darf mich nicht so gehen lassen, warum kann ich nicht aufhören zu weinen? Nicht dran denken, lieber etwas tun. Und Christine macht es uns einfach, wir bekommen zum Glück klare Anweisungen und Arbeitsaufträge. Aktionismus ist besser als Sich-gehen-Lassen. Dennoch ist es ein Trugschluss, durch Aktion nicht denken zu müssen. Die Gedanken sind immer da. Wie lange hat er noch? Wie nehmen wir Abschied voneinander? Wann wird es so weit sein? Was ist mit den Kindern? Wie sagen wir es ihnen? Wie geht Sterben? Wie wird es sein, wenn er für immer weg ist? Unvorstellbar. Ich weiß gar nichts, meine Eltern leben noch, Hagens Vater haben wir als Leiche gesehen, aber der war schon alt. Ich weiß, dass es Hagen stört, wenn ich weine, aber ich tue es schon wieder. Eigentlich müsste Hagen doch weinen, denn es muss ihm doch schrecklich wehtun, die Wahrheit so klipp und klar gesagt zu bekommen, aber er hält es zurück. Hält er die Tränen wirklich zurück oder hat er keine? Ich weiß es nicht.

Wie sie in Bezug auf die Behandlung entscheiden würde, will

ich wissen und äußere meine Sorge, dass ihn die Bestrahlung und Chemo fertigmachen und vergiften wird und er davon gar nichts haben wird außer Lebensqualitätseinbußen.

Aber da ist Christine viel großzügiger als ich: Das soll er entscheiden.

Stimmt ja auch. Er stirbt … er entscheidet, wie.

Die nächsten Tage rasen vorbei. Ich bin halb betäubt. Meine Gedanken funktionieren auf oberflächlichen Bahnen, drehen sich hauptsächlich um Organisatorisches, um all das, was Christine angestoßen hat. Mache einen Notartermin aus, telefoniere Listen mit Palliativmedizinern ab, um einen zu finden, der noch Kapazitäten frei hat. Füttere die Katze, lasse mir morgens Infusionen in die Vene schießen und gehe danach zur Arbeit, treffe am laufenden Band Entscheidungen, nehme die kleinen Sorgen meiner Mitarbeiter*innen ernst, stelle den Müll raus, fahre die Tochter zum Kieferorthopäden, gehe ins Adele-Konzert, Alltag. Tiefere Gedankenschichten sind lahmgelegt. Werden nicht angesteuert. Wie soll ich ohne mein Babe existieren? Was macht es mit uns, dass er stirbt? Macht Leben überhaupt noch einen Sinn? Ich weiß es nicht. Je intensiver ich solche essenziellen Gedanken zulasse, umso weniger komme ich klar. Denke, ich werde verrückt. Wie kann ein Gott so viel Scheiße zulassen? Genügt es nicht, dass einer von uns Krebs hatte? Alles, was mir früher zu Hause wertvoll war, der Garten, die Schallplattensammlung, die Lieblingsbücher, die Bilder, die Möbel, die Lieblingsfilme auf DVD, der Kamin, all diese Dinge des Lebens sind nur noch unwichtiger Tand. Sinnlos und wertlos. Mit leeren Augen starre ich sie an, kann nicht verstehen, dass jemals mein Herz an ihnen hing.

Wir existieren nur noch, roboterhaft, Reden ist tabu. Aber nachts halten wir Hände. Ich muss auch auf der Arbeit weinen. Mein Chef spricht mich an, weil die Kollegen denken, der Brustkrebs sei zurückgekommen. Ich erzähle von Hagen. Es spricht sich herum. Ich funktioniere. Und organisiere. Bestelle einen Baubiologen, der unser Haus untersucht. Kann nicht glauben, dass es Zufall ist, dass wir beide Krebs haben. Liegt es vielleicht an Wohngiften? Der Biologe stellt nichts Bedrohliches fest, nur die erhöhte Strahlung vom benachbarten Hochhaus, das mit Handymasten bestückt ist. Wir tauschen unser kabelloses Telefon gegen ein gesünderes DECT-Telefon ein, und ich bestelle jemanden von der Bundesnetzagentur wegen der Strahlung vom Nachbargebäude. Der Mitarbeiter, der die Messung durchführt, sagt, die Belastung läge weit unter der Grenze. Und es gäbe überall in Berlin Handy-Funkmasten, da könne man nichts gegen tun.

Als Familie leben wir ein seltsames Zwitterwesen aus Normalität und Schockzustand. Hagen und ich gehen gemeinsam zur GEMA-Preisverleihung und zum Konzert von Roky Erickson, treffen dort Freunde und Bekannte, mit denen Hagen sich unterhält. Sie ahnen nichts vom *Doom*, der über uns liegt, wir aber wissen, dass Hagens Sterben begonnen hat und dass es höchstens aufgehalten wird durch die Bestrahlung, mit der es im Mai losgehen wird. Manchen sagt er, wie es um ihn bestellt ist. Sie wirken entsetzt, gehen nicht näher drauf ein, wollen schnell weg, flüchten, melden sich nicht mehr.

Unsere Tochter geht weiter zur Schule, der Sohn studiert weiter Szenografie. Dann bewirbt er sich zu unserer Überraschung an Schauspielschulen, denn statt Bühnenbild interessiert ihn nun die Bühne. Welche Rollen er oben auf dem Dachboden einübt, bekommen wir nicht mit. Jeder ist mit sich beschäftigt.

Mein Brustkrebs, Hagens Hirntumor, der lauernde Tod, nichts davon wird thematisiert und besprochen. Nicht, weil wir es negieren, es ist einfach unnötig, weil es allgegenwärtig ist. In jeder Geste, jedem Lächeln, jeder familiären Interaktion. Es ist ein omnipräsentes Grauen wie in einem Horrorfilm, der nur über die Musik und die Gefühle Angst aufbaut, ohne einen Tropfen Blut zu zeigen. Unsere Kinder tun mir unendlich leid. Es war doch schon so krass für sie, dass ich Brustkrebs hatte und so platt umherlaufe. Jetzt ist schon wieder ein Elternteil Patient. Einer, um den es noch viel schlechter bestellt ist.

Ich merke, dass sich unser Sohn über Hagens Passivität wundert. Er will wissen, wieso sein Vater nicht auch die Ernährung umstellt. Aber Hagen legt ein geradezu trotziges Verhalten an den Tag. Er will an seiner Normalität festhalten. Isst weiter Currywurst und Pizza, will Süßes und Wein und auf keinen Fall frisch ausgepressten Gemüsesaft trinken. Die Brennnesseln und der Löwenzahn, die ich dafür pflücke, die Ingwer- und Kurkumawurzeln, die Blumenkohl- und Rotkohlblätter, die ich auspresse und mit Pilzpulvern, Aminosäuren, Jod, MSM und DMSO mische, widern ihn regelrecht an. Mein Babe will nichts davon wissen.

Ich spreche mit meinem neuen Arzt über Hagen, er würde ihn gerne sehen, doch Hagen lehnt ab. Als hätte er sich mit seiner Diagnose abgefunden. Aber muss er das nicht auch? Sie ist ja unabänderlich, spürt er das? Und ist er nicht einfach wahnsinnig klug und zen, weil er hinnimmt, was nicht zu ändern ist? Ohne Panik, ohne Ärger, ohne Verzweiflung.

Ich hatte Glück und habe eine chronische Erkrankung, die immer wiederkehren kann, aber mir eine unbestimmte Zeitspanne an Leben schenkt. Bei ihm ist keine Rettung möglich. Mir bleibt fast das Herz stehen, als ich an der Zettelwand überm Telefon einen neuen Notizzettel hängen sehe, auf den er geschrieben hat:

WUNDER

WUNSCH

+ WILLE

Dreimal unterstrichen.

Psycho Chicken

The Fools

Eine neue Woche, Hagen bekommt seine Maske angepasst. Unsere Freundin Conny, die drei Kinder hat und ein ausgefülltes Leben, ist unglaublich hilfsbereit. Sie opfert ihren freien Vormittag und begleitet Hagen in die Klinik zur Strahlenabteilung. Dort wird sein Kopf umwickelt und eine harte Gipsschale darum herum gebaut, damit er während der Bestrahlungen seinen Kopf nicht bewegen kann. Hagen erzählt mir nicht, dass in der Maske nur ein einziges Loch zum Atmen ist. Es muss ihm unendlich schwerfallen, er wird nicht gerne begrenzt. Welche Gedanken hat er wohl, als er so einbetoniert daliegt?

Von seinen Fahrten mit Conny berichtet er nichts. Wenn er mich abends am Gartentor schief lächelnd empfängt, will er nur von meinem Arbeitstag wissen. Und ich berichte. Ein bisschen ist es wie in unserem alten Leben. Aber eben nur ein bisschen, nur oberflächlich gesehen. In den tieferen Schichten lauert das Grauen, das wir verdrängen. Selbst wenn ich wollte, könnte ich ihn nicht schmerzvoll gerührt ansehen, so wie man jemanden anschaut, den man liebt und von dem man nun getrennt wird. Solche Blicke erlebt man am Bahnhof oder am Flughafen, wenn der geliebte Mensch verreist, bei Trennungen für eine gewisse Zeit. Unsere bevorstehende Trennung ist für die Ewigkeit. Das ist so unvorstellbar schlimm, dass ich ihn nicht anschauen kann. Nicht lange jedenfalls. Ich kann beschwingt berichten, als sei alles normal. Aber ich schaue ihn dabei immer nur kurz an, streife nur seinen Blick. Selbst wenn ich mich zwinge, bricht mein Blick nach kurzer Zeit ab.

Ist es Selbstschutz? Unsere Augen kennen sich, sie können sich lesen, sie sehen die Angst im anderen. Unsere Münder mögen über dieses und jenes reden, aber unsere Augen sprechen eine andere Sprache. Es ist ungeheuer schmerzvoll, sich lange anzusehen. Unmachbar.

Es fällt mir schwer, diesen weiteren Schicksalsschlag anzunehmen. Zu wissen, es gibt keinen Ausweg, keinen Trick, keine rettende Idee, keine Hoffnung, dass er überlebt, lässt mich verzweifeln. Wie ungeheuer stark er ist. Hagen, mein Zenmeister, der in seinem Leben nicht eine Sekunde spirituell war. Jetzt ist er mein Lehrer geworden. Unbewusst. Denn er akzeptiert. Wo nichts zu ändern ist, bleibt nur die Annahme. Er flüchtet nicht, ignoriert nicht, verdrängt nicht. Er nimmt die Situation einfach an. Ich will es ihm gleichtun. Muss lernen, die Realität zu konfrontieren, muss meine Arme ausbreiten und rufen: Hier bin ich, Schmerz. Triff mich. Überrolle mich, fahre durch mich hindurch. Du wirst mich nicht umstürzen können. Ich will stehen bleiben.

In ein kleines Büchlein notiert er seine Fragen an den Strahlenarzt und die Antworten gleich daneben. Seine Schrift ist undeutlicher und kleiner als früher: Was sind die Nebenwirkungen? Schwellungen, Ödem. Was sind die Symptome eines Ödems? Dumpfer Kopfschmerz, Druck. Behandlung: Cortison. Welche Schäden sind wahrscheinlich? Kein Eintrag. Wäre es nicht besser, auf die Bestrahlung und Chemo zu verzichten, auch was die Lebensqualität betrifft? Kein Eintrag. Lebenserwartung? Kein Eintrag.

Die Bestrahlungen fangen in der nächsten Woche an, vorher arbeiten wir unsere Liste ab. Finden einen Palliativarzt, der Hagen aufnimmt, und lernen ihn kennen. Er hat die mitleidlose pragmatische Aura eines Menschen, der den Tod täglich sieht. In seiner Hausarztpraxis sind allerdings vor allem Normalkranke im Wartezimmer. Verschnupfte, Erkältete. Oder nicht? Ich fange an zu grübeln, ob womöglich das ganze Wartezimmer voll ist mit Vor-sich-hin-Sterbenden. Hier neben uns? Aber sehen die nicht alle normal aus? Wer weiß. Man sieht Hagen ja auch nicht an, dass er unheilbar krank ist und nur noch wenige Monate hat. Noch nicht.

Am Dienstag um 9:00 Uhr haben wir einen Termin bei der Psychoonkologie. Krebspatient*innen haben Anspruch auf seelische Hilfe. Bei meiner Diagnose hat mir das niemand gesagt, aber Hagen wird extra darauf hingewiesen. Ich überrede ihn, mit mir dorthin zu gehen, muss ihm immer wieder erklären, dass ich nicht klarkomme mit unserem Doppelschicksal, sehe seine abwehrende Haltung, aber beknie ihn so lange, bis er schließlich einlenkt.

Wir betreten das Büro einer Frau. Setzen uns ihr gegenüber. Nach dem nervigen Ausfüllen mehrerer Zettel sieht sie uns endlich erwartungsvoll an. Ich lege los, erzähle von meinem Brustkrebs und seinem unheilbaren Hirntumor, unseren Kindern, davon, dass ich nicht weiß, wie ich mich ihnen gegenüber verhalten soll, dass ich eigentlich gar nicht weiß, was ich machen soll, was überhaupt der Sinn all dessen ist, und weine dabei wie ein Schlosshund. Ich erkläre ihr, dass ich mich schuldig fühle. Denn es kann doch kein

Zufall sein, dass wir BEIDE hintereinander Krebs bekommen. Vielleicht hat Hagen mir meinen buchstäblich »abnehmen« wollen und ist deshalb selbst krank geworden. Aus Solidarität. Weil wir nach 25 Jahren so symbiotisch miteinander verbandelt sind. Gibt es das, symbiotische Krankheiten, die zwei sich liebende Menschen gleichzeitig befallen?

Ich rede wie ein Wasserfall, es hat sich einiges aufgestaut. Viel sagt sie nicht. Sie gibt mir ein Tissue, das ich immer wieder falte, bis es ein kleines Quadrat ist. Sie sagt, es gäbe einige Paare, die Krebs bekämen, es sei nicht so selten, wie man vielleicht denkt. Sie spricht von Zufall, was ich nicht glauben kann. Vor allem spricht sie immer wieder Hagen an, der einsilbig bleibt. Der sagt, dass ihm dies alles hier nichts bringt.

Es entstehen längere Pausen, nur unterbrochen durch mein Schniefen. So sitzen wir voreinander auf schulartigen Holzstühlchen. Drei Menschen. Eine heult sich die Augen aus dem Kopf, einer ist trotzig, eine ratlos. Die Zeit ist um. Wann wir wiederkommen können, frage ich. Hagen sagt, er will nicht mehr mit. Ich schon. »Ich kann ja auch alleine in Ihre Sprechstunde kommen«, sage ich.

Die Frau wirkt peinlich berührt, als sie erklärt, dass das nicht geht. Die Krankenkasse würde das nicht zahlen, da Hagen der Patient ist und nicht ich.

Aber ich hatte doch vor einem halben Jahr noch selbst Krebs, der ganze Horror gehört doch zusammen.

Nein, die psychoonkologische Sprechstunde sei nicht für Angehörige zuständig, da müsse ich mir selber jemanden suchen.

In mir breitet sich Hoffnungslosigkeit und Wut aus, die zusammengemischt das Gefühl totaler Hilflosigkeit ergeben. Ich habe wirklich selten im Leben nach Hilfe gefragt, vielleicht noch nie. Jetzt tue ich es einmal und bekomme keine. Wir gehen. In meinen Händen ist immer noch das gefaltete kleine feuchte Taschentuchquadrat. Ein kranker Talisman, den ich in meiner Arbeitstasche verschwinden lasse.

Am nächsten Tag um 14:30 Uhr ist die erste Bestrahlung. Ich bin auf der Arbeit. In diesem rettenden Paralleluniversum, in dem ich vor klare Aufgaben gestellt werde, in dem ich ständig abgelenkt bin und für Minuten vergesse, in welchem Nervenstrudel ich mich befinde. Ich telefoniere, schreibe Mails, habe Sitzungen und Entscheidungen zu treffen und weiß nicht, dass Hagen zitterig und nervös ist, als Conny ihn abholt. Weiß nicht, dass er im Vorraum beim Warten anfängt zu weinen. Dass er zu ihr sagt: »Ach Conny, ich möchte noch mehr Zeit«, und sie ihm antwortet: »Schau mal. Deswegen sind wir doch hier.« Er will jede Chance nutzen, noch mehr Zeit zu bekommen, sagt er.

Als er nach einer halben Stunde Bestrahlung wieder herausgeführt wird, hat er einen völlig leeren Blick und kann kaum mehr gehen. Sie erzählen mir davon nichts, auch nicht, dass er zu Hause aufs Sofa sinkt und eine Stunde lang still neben ihr auf seinem geliebten Chesterfield sitzt. Ohne zu reden, nur manchmal drückt er ihre Hand. Einmal sagt er: »So 'ne Scheiße.« Von alldem erfahre ich nichts, weil Conny Hagen versprechen muss, mir nichts zu sagen. Er möchte nicht, dass ich traurig werde, dass ich weine. Mein Babe konnte mich noch nie weinen sehen.

Als ich nach Hause komme, ist er immer noch durch den Wind. Liegt erschöpft im Bett. Ist besorgt, ob er auch die Chemo-Tabletten genommen hat? Sie heißen Temodal. Ich checke seinen »Wochendispenser«, einen bunten Pillenkasten, den Conny besorgt und akribisch bestückt hat. Ich kann ihn beruhigen – die Fächer für heute sind leer. Morgen um 10:10 Uhr ist der zweite Bestrahlungstermin, der dritte dann übermorgen, und nach zwei Tagen Pause soll es mit den nächsten weitergehen.

19. Mai

Als Conny ihn früh abholt, winke ich den beiden noch hinterher, dann setze ich mich aufs Motorrad und fahre nach Potsdam in den Sender. Ich erfahre nicht, dass Hagen sehr verwirrt ist, als er aus dem Bestrahlungsraum kommt. »Komplett verstrahlt«, wie Conny mir später beschreiben wird. Seine Augen seien ganz komisch gewesen, sie hätten niemanden mehr fixiert, hätten immer dahin geguckt, wo keiner stand. Sein Gleichgewichtssinn war gestört, sie musste ihn stützen, sonst wäre er gefallen. Musste ihn ins Auto wuchten, er konnte kaum mehr gehen. Geholfen hat ihr niemand von der Klinik, und auch den Weg ins Haus zum Sofa konnte er kaum selbst zurücklegen. Er war nicht ansprechbar, murmelte die ganze Zeit vor sich hin. Was sie verstand, hörte sich an wie: »Was für 'ne Scheiße.«

Als ich nach Hause komme, empfängt mich niemand am Gartentor. Hagen sitzt auf dem Sofa. Er steht mühsam auf, er lächelt nicht, sein Gesicht ist starr. Er bleibt mitten im Wohnzimmer stehen, vorm CD-Regal. Das Sprechen fällt ihm schwer, er sagt: »Ich weiß nicht, wo die Tür ist oder wo das Fenster ist. Ich habe keine Orientierung. Ich bin nur noch Eiweiß.« Weint er? Nein, er ringt um die Worte. »Das soll aufhören. Ich möchte die Bestrahlungen nicht mehr weitermachen.«

Ich verstehe ihn. Es ist ihm sicherlich sehr schwergefallen, seinen Glauben an die rettende Schulmedizin aufzugeben. Das Kämpfen gegen den Krebs aufzugeben. Es fällt einem wie Hagen, der keine medizinische Ausbildung hat wie ich, der nie im Krankenhaus gearbeitet hat und nie die Chance hatte, hinter die Kulissen zu schauen, schwer, sich gegen die Menschen in den weißen Kitteln zu behaupten. Diese Auskenner, die so kompetent zu sein scheinen, die Antworten auf alles haben und die felsenfest von ihren Methoden überzeugt sind. Wie soll jemand dagegen ankommen, der gelernt hat, den Göttern in Weiß alles zu glauben? Aber er hat sich entschieden.

»Ich rufe gleich morgen früh den Arzt an«, sage ich, »und kläre das, okay?«

Hagen nickt, womöglich eine Spur erleichtert, es ist schwer auszumachen, und ich bringe ihn ins Bett.

Das Telefonat mit der Klinik ist zäh. Anfangs. Die Professor*innen und Doktor*innen sind schwer an die Strippe zu bekommen. Aber als ich sage, dass der Patient die Bestrahlung abbrechen will, entnehme ich der besorgt-hysterischen Stimmmodulation der Sekretärin, dass der Rückruf wohl nicht allzu lange auf sich warten lassen wird. Und richtig, der Doktor ruft zurück.

Seine Reaktion hätte ich so nicht erwartet: Er ist außer sich, hält von dieser Entscheidung gar nichts, findet sie völlig falsch und kann sich nur schwer zusammenreißen, nicht laut zu werden. Seine Erregung ist durch den Hörer spürbar. Ich halte gegen. Man darf sich doch wohl fragen, ob es Sinn macht, ein Gehirn zu bestrahlen, das multipel von Tumoren zersetzt ist. Obwohl er zugibt, dass die Tumore durch die Bestrahlung nicht verschwinden, womöglich nicht mal schrumpfen. Soll man das dann einfach machen, weil es so Usus ist? State of the Art? Weil die Ärzteschaft nichts anderes im Angebot hat? Ich finde das absurd, sage: »Wenn es ihm dadurch noch schlechter geht, soll er doch einfach aufhören, dann geht es ihm besser. Ist doch eine ganz einfache Logik!«

Der Doktor wird nicht unverschämt, aber ist sehr ungehalten. Offenbar bricht man so eine kostspielige Behandlung nicht einfach ab. Ich werde lauter, will wissen, um wie viel Zeit sein Leben dadurch verlängert wird, will eine konkrete Angabe. Bekomme sie nicht. »Dann ist es doch sinnvoller, wenn er aufhört und noch etwas Lebensqualität hat, als wenn er sich jetzt nur noch herumquält!«

Mein Argument ist stark, ich merke es. Er kann uns nicht umstimmen, er verliert. Sein letzter Rettungsanker heißt: Dexamethason. Man könne es ja höher dosieren, dann ginge es Hagen besser, weil das Hirnödem dann kleiner bliebe, und man könne doch weiter bestrahlen. Der Arzt will wissen, welche Dosis Hagen davon bislang genommen hat.

Ich schaue die Packungen durch, kann das Zeug nicht finden. Frage noch zweimal nach dem Namen. Was ist das überhaupt? Es sei ein Cortisonmittel, das abschwellend wirkt. Der Arzt will mir nicht glauben, dass wir es nicht haben. Mein Ärger wallt auf, ich kann ja wohl Medikamentenbeschriftungen lesen, und hier ist keines, das Dexamethason heißt! Überraschenderweise kommt nun bei ihm Besorgnis ins Spiel.

Es stellt sich heraus, dass Hagen dieses Mittel in sehr hoher Dosierung sofort nach den Bestrahlungen hätte nehmen müssen, denn sein Gehirn wird dabei regelrecht gekocht und ist nun angeschwollen. Aber es ist ihm nicht verschrieben worden. Wurde leider versäumt. Ich soll es sofort holen kommen.

Na, toll. Eigentlich müssten die sich entschuldigen und einen Kurier schicken, statt mich als Abholservice zu nutzen. Aber ich sage nichts und rase mit dem Auto zum Krankenhaus. Unser Entschluss gerät dadurch dennoch nicht ins Wanken. Sie müssen die Bestrahlungsakte Liebing schließen – nach diesem Fauxpas erst recht.

Es wird morgen vorbei sein

Jerry Berkers

Es war die richtige Entscheidung. Unterstützung kommt auch von der jungen Oberärztin, der ich Hagens Entschluss mitteile. Sie erklärt, dass die Tumore allein das Hirn schon anschwellen lassen, durch die Bestrahlungen wurde das Hirnödem noch größer, die Bewusstseinsstörungen wurden verstärkt, womöglich wäre Hagen bald ins Koma gefallen. Sie gibt mir das Gefühl, sie hätte an unserer Stelle genauso gehandelt, und spricht auch über Lebensqualität. Und sie sagt den einen, im Nachhinein so wahren Satz: »So haben Sie doch noch ein paar gute Monate zusammen, die Sie genießen können.«

The Soundtrack of my Death*

Stones – Sticky Fingers
Veronika Fischer & Band 1. Album
Lucinda Williams 1. Album
Replacements Tim + Let It Be
Aimee Mann Bachelor No. 2
Goldfrapp Felt Mountain
Bob Dylan – Nashville Skyline
The Kinks – Something Else By The …
Stones – Beggar's Banquet
Rival Sons – Last Great American Valkyrie
electric light orchestra – eldorado
benjamin biolay – la superbe
jack white – acoustic recordings 1998–2016
mogwai – les revenants

---

* Diese Plattenliste hat Hagen Liebing unter dem Titel »The Soundtrack of my Death« auf dem gemeinsamen Computer am 26. August 2016 um 15:21 Uhr abgespeichert. Die 14 Alben hat er in der Zeit vor seinem Tod, von Mai bis August 2016, gehört. Die Kapitel von PART II sind nach Liedern dieser Alben benannt.

PART II

Save Me

Aimee Mann

Es ist Hochsommer, und sie bekommt es kaum mit. Zieht sich morgens an, aber was, ist egal. Sie muss funktionieren. Heute haben sie den Termin beim Notar. Die Vollmachten und Patientenverfügungen hat sie im Internet ausgedruckt. Für sie und ihn. Dass sie keine künstliche Beatmungsverlängerung im Falle eines Komas bekommen wollen, haben sie beide eingetragen. Er hat sie als seine Bevollmächtigte eingesetzt und sie ihn. Obwohl sein Tod um die Ecke lugt und er bald nicht mehr da sein wird. Absurd. Haben beide gedacht, aber nicht ausgesprochen. Ob es alte Gewohnheit ist?

Sie haben doch immer alles gerecht geteilt. Alles. Unterschreiben penibel genau abwechselnd die Zeugnisse der Kinder, gehen abwechselnd auf Elternabende, füllen brav das kleine Haushaltsbuch aus, das in der Küche liegt. In das man reinschreibt, wie viel Geld man für den Einkauf ausgegeben hat. Nie haben sie sich wegen Geldsachen gestritten. Jeder hat sein eigenes Konto, und es gibt ein gemeinsames, das jeder von ihnen monatlich mit derselben Summe aufstockt. Davon wird alles bezahlt, was ihre Gemeinsamkeit angeht. Vom Kredit bis zum Breakdance-Training des Sohnes. Keiner von ihnen hat je im Alleingang entschieden, wie sie sich einrichten, welche Möbel sie kaufen, welche Bilder sie aufhängen, wo sie Urlaub machen. Das Gemeinsame ist mühelos. Es gab nie Streite, manchmal Kompromisse zwischen ihnen oder Kapitulation vor den Kindern. Wie damals 2014, als sich die kleine Tochter beklagte, dass sie nie in Deutschland Urlaub machten. Also fuhren sie ihr zuliebe für drei Wochen durch die Heimat. Eine Woche ins Allgäu, die zweite Woche nach Berchtesgaden, die dritte Woche ins Erzgebirge. Es war sehr schön und abenteuerlich, aber im Dauerregen auf dem Campingplatz Greifensteine haben sie manchmal grinsend die Augen verdreht, weil sie wussten, wie gerne sie jetzt auf Gozo im Sonnenschein von Ir-Ramla säßen.

Sie findet ihn am Schreibtisch, seine Unterschrift übend. Immer wieder auf einem leeren Blatt, die Vorlage aus dem Reisepass vor sich. Weil der Notar nicht merken darf, was mit ihm los ist. Sonst zweifelt er vielleicht an seiner Geschäftsfähigkeit. »Ein Idiot mit weicher Birne darf doch kein Testament unterschreiben«, sagt er, »womöglich wird sogar ein fremder Vormund bestimmt!« Also übt er verbissen, seinen Namen wie früher zu schreiben. Mit dem charakteristischen schwungvollen Querstrich, den er am Ende einmal über die Buchstaben zieht. Diese Unterschrift hat er unzählige Male in seinem Leben geschrieben. Auf Tausenden von Autogrammkarten steht sie, damals, als er in der bekannten Band spielte und von Fans belagert wurde. Er war der Hübscheste der drei, und sie kann sich vorstellen, wie die *Bravo*-Leserinnen Schlange standen. Auch wenn er immer amüsiert berichtete, dass die Mädchen im Publikum, die sich vor ihn stellten, in der Regel aus Zahnspangenträgerinnen und Dicken bestanden. Das sei nun mal das ewige Los der harmlosen Bassisten. Die gut aussehenden Girls himmeln immer nur den Sänger an.

Die Sorgen bezüglich seiner Glaubwürdigkeit sind unbegründet. Der Notar lässt sich keine Irritation anmerken. Vielleicht fällt ihm wirklich nicht auf, dass einer seiner beiden Gegenüber nicht normal ist. Inkomplett. Sein kurzes Zögern, bevor er den Namen unter die Dokumente setzt, registriert nur sie. Ein Außenstehender könnte es auch als konzentriertes Sich-Sammeln-vor-dem-wichtigen-Moment interpretieren.

Wie sehr ihn die Sache angestrengt hat, merkt sie, als sie das Haus verlassen. Die Treppe runter muss sie ihn stützen. Er ist nass geschwitzt. Das Auto steht fast direkt vor der Tür, sie hatten ein Riesenglück mit dem Parkplatz, nur wenige Schritte sind es nach rechts. Automatisch wendet sie sich in die Richtung und stolpert in ihn hinein, denn er geht geradeaus. »Aber wir stehen doch da rechts!« Er antwortet tonlos, dass er nicht wisse, wo das Auto steht, er habe keine Orientierung.

Ihr gerade eben vorwurfsvoller Ton ist ihr unangenehm. Wann wird sie endlich lernen, dass er nicht mehr derselbe ist, dass sie ihn wie einen Patienten behandeln muss? Nicht wie ihr Babe. Sie hakt ihn fester unter und führt ihn den Bürgersteig entlang zum Auto. Macht keine Konversation, was soll sie schon sagen. Betrachtet sie beide mit einem Blick von außen. Hier läuft eine Frau mit einem Greis, der nur vier Jahre älter ist als sie und nicht mehr lange zu leben hat. Beide könnten unaufhörlich weinen. Schreien sogar. Aber sie tun es nicht. Sie fährt ihn nach Hause.

Electric Man

Rival Sons

Er hat immer noch das viele Haar. Das dunkle, fast schwarze, glatte, halblange. Er ist ein so schöner Mann. Er trägt immer noch die T-Shirts mit den Halsausschnitten, die wie angeknabbert aussehen. Nachhaltiger Verschleiß. Es sind immer dieselben, meistens von TeBe, seinem Lieblingsfußballverein, dessen Spiele er schon als Teenager in den Siebzigern besucht hat.

Das einzige Hobby, das übrig geblieben ist, Kotztüten sammelt er schon lange nicht mehr, Platten immer weniger, und den Schrein für seine geliebte Debbie Harry von Blondie hat er vor einigen Jahren aufgelöst. Aber Tennis Borussia ist geblieben. Ehrenamtlich ist er jahrelang der beste Pressesprecher, den TeBe je hatte, er engagierte sich in der Leitung, viele der Sprüche und T-Shirt-Beflockungen waren seine Idee: »Thomas Herbstmeister« oder »TeBe or not ToBe«.

Sein Humor, seine Intelligenz, seine lustigen Bemerkungen, das wache, schlagfertige Wesen, dies alles ist Teil seiner Attraktivität. Sie liebt seine ruhige Art und seinen integren Charakter. Optisch mag es bei ihnen beiden Veränderungen gegeben haben, altersbedingt. Schlaffe Haut, andere Figur, Bauchansatz, fehlende Brüste, aber das ist unerheblich und schmälert die Liebe nicht, denn sie sehen im anderen immer auch die Person, in die sie sich vor 25 Jahren verliebt haben. Sind zu nah beieinander, um sich jemals mit Distanz zu sehen.

Jetzt tut die Nähe weh. Sie kann ihm weiterhin nicht in die Augen sehen. Ist irritiert, ärgert sich über sich selbst, zwingt sich. Doch wenn sich ihre Augen treffen, kommen die Tränen, und ein stummer Schrei steigt in ihr auf. Es tut so weh zu wissen, dass er stirbt. Dass er weiß, dass er nicht mehr lange zu leben hat. Dass er weiß, dass er seine Kinder bald nicht mehr sehen wird. Nie mehr. Wie kann er das aushalten? Er tut ihr so leid. Die Kinder tun ihr leid. Auch sie sich selbst.

Vor Kurzem hatte sie Krebs, meist kehrt er nach fünf Jahren zurück, es ist unwahrscheinlich, dass sie über achtzig wird. Kann das nicht Schicksalsschlag genug sein? Wieso jetzt noch sein Sterben on top? Wie soll ein Mensch, eine Familie das aushalten? So viel Leid! Aber sie lebt. Immerhin. In diesem Moment. Und kann sich nicht vorstellen, ohne ihn zu sein.

Sie darf nicht verzweifeln. Denn wenn er sein Schicksal annimmt, muss sie es auch. Sie kann nicht für beide schreien und weinen, darf sich keinen größeren Schmerz anmaßen als er. Und im Vergleich zu ihm ist sie jetzt gesund. Sogar topfit. Das seelische Wrack, das sie ist, hat offenbar keinerlei Auswirkungen auf ihr Immunsystem, sie hat nie eine Erkältung, braucht keine Krankschreibungen für die Arbeit.

Durch das hochdosierte Cortison ist sein Gehirn abgeschwollen, es geht ihm viel besser, die Orientierung kommt zurück. Er kann wieder einkaufen gehen. Zu Fuß mit Umhängebeutel. Zwei Kilometer zu »Nahkauf« und zwei Kilometer zurück. Jedes Mal vorbei am Friedhof. Den Großeinkauf erledigen sie gemeinsam am Wochenende, wie früher. Die Therapie abzubrechen war die richtige Entscheidung, jetzt lebt er geschenkte »gute Zeit«.

Er mäht den Rasen. Macht Abendessen. Empfängt sie an der Tür, wenn sie von der Arbeit kommt. Sie gehen spazieren. Reden über ihre Arbeit, über die Kinder. Nie über den Tod. Wenn sie oben auf den Teufelsberg rennt, hinten die Holztreppe runter und wieder hoch, wartet er unten geduldig, bis sie zurück ist. Wie sie ihn von Weitem dort stehen sieht, ist für einen kurzen Moment alles in Ordnung. Sie rennt ihm entgegen, strahlt ihn an, weil er sie erwartet, weil er ihr Babe ist. Er lächelt kaum zurück, er sieht traurig aus. Liegt es am schiefen Mund? Früher wäre sie ihm um den Hals gefallen. Sie hätten sich mit Zunge geküsst, ihre Becken aneinandergerieben, sie hätte sich über seinen schnellen Ständer gefreut. Bedeutungsschwanger wäre ihr Grinsen gewesen, und später hätten sie Sex gehabt. Auf dem Teppich. Am Abend. Alles vorbei.

Die hilfsbereite Freundin, die ihn zu den Bestrahlungen begleitet hat, bringt ihm mittags Suppe vorbei. Sie fragt, ob er bereut, dass er die Strahlen- und Chemotherapie abgebrochen hat. »Nee«, sagt er, »so möchte ich nicht sterben. So orientierungs- und hilflos. Dann hätte ich ja nie mehr mit dir im Garten in der Sonne sitzen und quatschen können.«

Ihrer Freundin ist sie dafür sehr dankbar. Für das Kümmern. Und dass weder sie noch irgendjemand anderes von ihr erwartet, jetzt zu Hause zu bleiben. Sie geht gerne arbeiten. Es ist das letzte bisschen Normalität. Intensiv und stressig, aber es lenkt ab. Die Kinder gehen ja auch weiter zur Schule und zur Uni. Als sei nichts geschehen? Nein. Geht gar nicht, denn der Schmerz lauert immer innen drin, im Kopf, in den Eingeweiden, hinter den Augen.

Später wird sie vom Sohn erfahren, dass er eine wichtige Übung im Szenografiestudium abbricht, weil ihm der ganze Einsatz sinnlos erscheint. Ihm fehlt die Relation, die Kraft dazu angesichts seiner privaten Situation mit dem sterbenden Vater. Er weint in der Uni. Sie weint auf der Arbeit. Zwischendurch kommen einfach die Tränen. Oder im Auto oder auf dem Motorrad. Nur nicht zu Hause, denn er soll sie nicht weinen sehen. Es würde ihm das Herz brechen. Dieser starke Mensch, der die Namen seiner Kinder auf den Schultern tätowiert trägt und quer über den Rücken einen riesigen Love-Schriftzug für sie. Robert-Indiana-like. Dieser Mann mit dem Nibelungennamen ist sensibel und hat feine Antennen für Ungerechtigkeit und Schmerz. Er ist auf altmodische Art ritterlich und beschützend, kann gut trösten, hat als Kind seine Mutter vorm eigenen Vater beschützt, als es schlimme handgreifliche Streitigkeiten gab. Weil die Mutter arbeiten und der Mann im Hause es nicht erlauben wollte.

Er schafft es, nicht mit seinem Schicksal zu hadern, nicht zu klagen, nicht zu weinen. Ihm zu Ehren tut es auch kein anderer in der Familie in seiner Gegenwart.

I'm Bound to Pack It Up

Jack White

Am 2. Mai 2016 schreibt er am Computer eine Austrittserklärung an seinen Verein Tennis Borussia, dessen Farben Lila und Weiß sind, weshalb sie unter den Fans auch Veilchen genannt werden. Er schreibt mühsam. Groß- und Kleinbuchstaben gehen durcheinander, Schriftarten und Abstände auch. »Liebe Veilchen«, beginnt er, »da mich der Krebs erwischt hat und ich gerade dabei bin, meiner Familie für die Zukunft ein wenig Papierkram vom Halse zu halten, möchte ich hiermit meinen Vereinsaustritt erklären.« Dem Widerruf der Einzugsermächtigung folgt noch ein schriftliches Daumendrücken: »solange ich kann«.

Drei Monate später kommt ein Paket von TeBe. Mit einem von allen Spielern unterschriebenen Trikot. Im Begleitbrief wollen sie nichts von seiner Kündigung wissen, nehmen sie nicht an, sondern erklären, dass sie ihn künftig als beitragsfreies Mitglied führen, »weil wir dich weiterhin als einen der Unseren wissen wollen«.

Sie sitzt am Schreibtisch und sieht zu, wie er das Paket auspackt und den Brief liest. Sieht, wie sich sein Gesicht zu einem stummen Schrei verzerrt. Wie bei Munch. Es sieht entsetzlich aus, sie erschreckt sich. Bis sie versteht. Versteht, dass er nicht weinen will. Nicht vor ihr. Er will seine Stärke behalten. Bis zuletzt. Er will sie schützen. Denn sie muss durchhalten, darf nicht zusammenbrechen, muss weitermachen. Er reißt sich für sie zusammen, denn sie ist doch gerade selbst todkrank gewesen und darf nicht verzweifeln. Er muss stark bleiben, aber die Rührung über den unglaublich liebevollen Brief seiner Lila-weißen setzt ihm so zu, dass sich sein Mund öffnet zu diesem lautlosen Klageschrei.

Es ist ein schiefer Schrei, denn er hat die Halbseitensymptomatik mit der Lähmung einer Gesichtshälfte wie nach einem Schlaganfall. Das überwucherte Hirngewebe löscht einseitig Nervenverbindungen aus, und die linke Gesichtshälfte hängt herunter. Der linke Arm ist schwach, das linke Bein auch. Er stolpert häufig beim Gehen. Dennoch setzen sie ihre täglichen Spaziergänge fort, wenn sie aus Potsdam nach Hause kommt.

Es ist Hochsommer, selbst spätabends ist es noch hell. Sie gehen in den Grunewald, immer Richtung Teufelsberg. Sie joggt langsam neben ihm her, im Wald auch ohne Schuhe. Nach ein paar Wochen kann er nicht mehr mithalten. Er wird schwächer. Er ist ein Schatten seiner selbst. Das weiß er, aber er möchte nicht bemitleidet werden. Er will nicht klein und unbedeutend werden in ihren Augen. Will nicht verachtet werden oder sie gar abstoßen. Er würde eine solche Reaktion nicht ertragen. Er war doch immer ihr ebenbürtiger Partner, der Mann ihres Lebens. Er weiß, wie sehr er sich verändert hat, sein Aussehen, sein Selbst. Auch er kann ihr nur noch flüchtig in die Augen schauen. Aus Angst, ihr Mitleid zu sehen, ihren Schmerz, der seinen spiegelt.

Dass ihr sein Gehen plötzlich zu langsam ist und sie immer rennen will, kommentiert er nicht. Er redet sowieso wenig. Ist verstummt. Sie rennt zum ersten Mal in ihrem Leben, früher mochte sie Joggen nicht. Aber jetzt ist es ein Drang, dessen sie sich nicht erwehren kann, den sie nicht analysiert. Es ist ein Mittel, im Kopf zur Ruhe zu kommen. Sie rennt. Rennt. Rennt. Neben ihm und ohne ihn. Später wird eine Freundin sagen, es sei der Fluchtreflex.

»Wollen wir uns noch einmal die Fotoalben ansehen?«, fragt sie ihn. Die Fotoalben sind neun Aktenordner, liebevoll beklebt und beschriftet seit ihrem Kennenlernen bei der Eröffnung des Hard Rock Cafes 1991. Sogar von diesem Moment gibt es durch Zufall ein Foto. Sie würde sich gerne all die Erinnerungen mit ihm anschauen, ihr gemeinsames Leben im Kurzdurchlauf: die ersten Urlaube, die Kinder als Babys, die Einschulungen, Weihnachtsfeiern, die Fotos, die sie immer von ihm auf dem Klo sitzend gemacht hat, die Hochzeitsbilder. Er lehnt ab. Sagt knapp, das sei ihm *too much*.

Sie ist ein bisschen enttäuscht, denn sie hat gehofft, noch einmal die alte Nähe zu spüren. Ihm auf die alte Art noch einmal vertraut zu sein. Innige Komplizen durch alte Verbundenheit. Sich mit ihm eins zu fühlen fehlt ihr so. Doch für ihn wäre es unerträglich, er würde zusammenbrechen, die Fassung verlieren angesichts all des Glücks, das er bald verlassen wird.

Er will ihr den Abschied so leicht wie möglich machen. Er kennt sie wie niemand sonst auf der Welt, weiß um ihre unbekümmerte Art, ihr In-den-Tag-hinein-Leben, kennt ihre Abneigung gegenüber aller Bürokratie und Buchhaltung und weiß, was auf sie zukommt. Er kennt das Universum, das sie bald alleine händeln muss. Er weiß, dass sie es können wird, weil sie muss, aber er möchte diese Frau, die so lebenslustig und leicht ist, nicht verzweifelt sehen. Und sie würde verzweifeln, wenn sie das Ausmaß seines Schmerzes sähe, er darf die Contenance nicht verlieren. Bis zum Schluss.

Also schauen sie keine Fotos an und reden nicht. Außer diesem Munch-Schrei wird sie keine Gefühlsregung mehr von ihm sehen.

Eldorado

Electric Light Orchestra

Es sind die schönen Monate, von denen die junge Ärztin gesprochen hat. Er sitzt im Garten mit der Zeitung. Hat den Strohhut auf und die Zeitung in der Hand. Die er seit Urzeiten abonniert hat und jeden Morgen liest. Zuerst den Sport, dann von vorne. Doch jetzt ist der *Tagesspiegel* nur noch ein Accessoire der Gewohnheit, er liest die Überschriften, die Sätze der Artikel bleiben nicht hängen. Die Zusammenhänge sind weg, die Konzentration perdu, er ist leer, die Zeitung sinkt immer tiefer. Freunde kommen ihn besuchen, aber bald braucht er einen Erholungstag dazwischen. Auch seine Freunde setzt er an den Gartentisch in die Sonne. Redet mit ihnen über alte Zeiten, das Kennenlernen, die aktuelle Politik und immer wieder über seine Familie. Über sie und seine Kinder. Später wird sie von diesen Freunden erfahren, dass er sie lobt, sagt, sie habe alles richtig gemacht beim Umgang mit dem Brustkrebs. Sagt allen, sie sei das Beste, das ihm im Leben widerfahren sei.

Sie wird darüber weinen, wird noch Jahre später in Tränen ausbrechen, wenn sie an seine Worte denkt. Ihr selbst hat er es so nie gesagt. Seinen Freunden erzählt er, wie sehr er seine Kinder liebt und wie stolz er auf beide ist. Und wie sehr er sich freut, dass sein Sohn Schauspieler wird. Einzig seiner 14-jährigen Tochter gesteht er einen Blick in seine Seele zu. Er hält sie im Arm und weint gemeinsam mit ihr. Jahre später wird es ihre Tochter ihr erzählen, und obwohl sie das Bild nicht gesehen hat, ist es tief in sie eingegraben. Sie sieht die beiden auf dem rotbraunen Chippendale-Sofa sitzen, im Zimmer mit den tausend Schallplatten, sieht den kleinen blonden Kopf auf seiner Schulter, hört, wie sie sich sagen, dass sie sich lieb haben, hört das Schluchzen ihrer Tochter, aber nicht seins. Denn sie hat ihn nie weinen sehen.

This Messiah Needs Watching

Mogwai

Der Palliativarzt rät dazu, eine Pflegestufe zu beantragen, obwohl noch alles in Ordnung ist. Und einen Platz im Hospiz. Der Arzt hat eine ruhige wissende Aura. Sie widerspricht ihm nicht. Auch nicht, als er das Thema Hospiz anspricht. Aber wundert sich über die positive Resonanz, die das Wort beim Betroffenen auslöst. Will denn nicht jeder Mensch lieber zu Hause sterben als in einem sterilen Krankenhaus? Sie ist nicht überzeugt, er schon. Ja, er will ins Hospiz, wenn es zu Hause nicht mehr geht, denn er möchte seinen Lieben nicht zur Last fallen. Sagt er mit Überzeugung. Hat er sich heimlich mit dem Arzt abgesprochen?

Sie bekommen drei Adressen mit Ansprechpartner*innen. Doch vorerst bleibt der Zettel liegen. Er macht keine Anstalten, sich zu kümmern, sie traut sich auch nicht, wartet ab. Bis ihr aufgeht, dass er niemals selber anrufen wird, um sich zum Sterben anzumelden: Hallo, ich habe einen bösartigen Hirntumor, die Ärzte wissen nicht, wie lange ich noch leben werde, oder wollen es mir nicht sagen. Aber anmelden kann ich mich ja schon mal. Sage sofort Bescheid, wenn ich mit einem Fuß im Grab stehe, damit sie mich holen können.

Sie muss das wohl in die Hand nehmen. Ein paar Tage verstreichen, sie gehen gemeinsam zum Rammstein-Konzert in die Waldbühne. Die vielen Treppen schafft er noch, aber zur Aftershowparty will er nicht mehr mit. Sie geht allein, doch es fühlt sich nicht richtig an. Wie in Watte gepackt wandelt sie durch die Selbstdarsteller-Massen, landet dann auf dem Dancefloor und tanzt sich in Trance. Als sie nachts durch die einsamen leeren Straßen nach Hause geht, versucht sie sich vorzustellen, er wäre nicht mehr da, wenn sie gleich die Haustür aufschließt. Er wäre schon tot.

Eine Millisekunde lang klafft eine endlose Leere in ihr auf, dann ist der Hebel wieder umgelegt. Es ist einfach unvorstellbar, sie kann sich nicht darauf einstellen. Er ist doch an ihrer Seite seit ihrem 26. Lebensjahr, und er ist es immer noch, jetzt, wo sie fünfzig ist. Er liegt zu Hause in ihrem gemeinsamen Bett, auf der linken Seite, wie immer. Wie von Anfang an, schon damals auf ihrer französischen 1,40-Meter-Liege, als sie noch nicht mal zwei Zudecken hatten, sondern immer halb aufeinander unter einer Decke lagen, war seine Seite die linke. Es machte ihr nie etwas aus, wenn seine Körperteile schlafschwer auf den ihren lagen. Sie waren jede Nacht ineinandergekrochen, es konnte nie nah genug sein. Auch bis vor Kurzem noch schmiegten sie sich, trotz großem Doppelbett und Besucherritze, zum Einschlafen aneinander. Auch jahrzehntelanger nächtlicher Besuch eines Kindes, das im Elternbett schlafen wollte, hatte ihre Nähe nie stören können. Als sie ins Schlafzimmer kommt, hört sie ihn. Er lebt, schläft und schnarcht. Sie schlüpft unter ihre Decke, aber hält Abstand. Sie kann ihm nicht mehr näher kommen, nur Hände halten geht.

Am nächsten Tag ruft sie eine der Hospiz-Adressen an, berichtet von der Diagnose und macht einen Besichtigungstermin aus. Es ist eine anthroposophische Einrichtung. Die Dame ist sehr freundlich, hört sich geduldig die Geschichte ihres Mannes an, reicht ihr eine Tissuebox, denn ohne zu weinen kann sie nicht darüber reden, und führt sie anschließend durchs Haus. Zeigt ihr das »Aufbahrungszimmer« in den typischen Rudolf-Steiner-Gelborange-Tönen, in das der Leichnam gelegt wird, damit man sich in Ruhe von ihm verabschieden kann. Einen ganzen Tag lang kann der Tote dort besucht werden, bis er abgeholt wird.

Die Neugierde bricht sich Bahn. Wohin kommt er dann, will sie wissen. Ins Kühlhaus, in dem die Leiche konserviert wird bis zur Beerdigung, manchmal wochenlang. Es ist zum Glück abstrakt genug, um es nicht sofort auf ihn zu beziehen, sie kann die Fassung bis zum Ende bewahren. Schaut sich das Beispielzimmer mit Ausblick ins Grüne an und will schon zusagen, da fällt ihr auf, dass es keinen Fernseher gibt. Die Dame lächelt milde, bei den Anthroposophen ist das TV-Gerät unerwünscht.

Ihr selbst wäre es recht, ihm sicherlich nicht. Er möchte doch die Berlin-Wahl am 18. September live verfolgen, die hat er sogar, als er noch krakelig und klein schreiben konnte, in seinen Kalender eingetragen. Er ist verwachsen mit dem TV-Gerät. Vielleicht, weil er ein typischer Babyboomer ist, vor dem Fernseher aufgewachsen, alles wissend über Fernsehserien der Sechziger-, Siebziger- und Achtzigerjahre, ewiger Sieger beim Trivial-Pursuit-Spiel. Nur schwer konnte sie ihn damals, als sie sich kennenlernten, von Fernsehtalkshows loseisen. Doch irgendwann zog ihr Argument, dass es pervers sei, anderen Leuten beim Reden zuzusehen, während man selbst stumm nebeneinanderhockt. Es sei doch viel besser, miteinander zu sprechen. Ein talkshowbefreites Vierteljahrhundert folgte, in dem sie über alles redeten, ohne Tabus.

Zum Schluss bekommt sie noch eine Broschüre in die Hand gedrückt: Wie man mit Kindern über den Tod eines nahen Verwandten sprechen soll. Die Begegnung mit diesem Hospiz war sehr schön, aber sie sagt eine Woche später ab, denn einen Fernseher möchte er haben, sie hat ihn gefragt. Telefonisch meldet sie sich bei den anderen beiden Adressen und lässt ihn auf eine Warteliste setzen, aber zu weiteren Besichtigungsterminen kann sie sich nicht durchringen.

Nimm einen Joint, mein Freund

Witthüser & Westrupp

In nächtlichen Internetsessions stößt sie auf die Information, dass Cannabinoide eine Wachstumshemmung von Glioblastomen bewirken können. Vielleicht bringt Marihuana auch sein altes Selbst wieder zum Vorschein? Sie backt Haschkekse in der Hoffnung, seine inneren Schutzmauern einzureißen, die Atmosphäre aufzulockern. Hofft, dass sie gemeinsam weinen können, sich umarmen werden, die alte Nähe wiederhergestellt wird.

Die Kekse schmecken lecker, er greift ordentlich zu. Die Wirkung kommt schnell, aber nicht wie erhofft. Er wird immer stiller, bewegt sich fast gar nicht mehr. Sie versucht, sich nicht anmerken zu lassen, wie high sie ist. Aufstehen und Geradelaufen werden anstrengend. Sie sitzen nebeneinander im langsam dunkel werdenden Zimmer und schweigen in der bleiernen Atmosphäre. Das Einzige, was er in seiner Starrheit sagt, ist niederschmetternd: Er sei doch schon weich in der Birne, und nun habe das Haschisch alles noch schlimmer gemacht. Die Orientierungslosigkeit, die Verwirrtheit. »Das war eine Scheißidee.«

Sie fühlt sich schuldig. Und ist so high, dass sie ihn nicht mehr nach oben ins Bett bringen kann. Es geht ihm nicht gut, er ist schwitzig und streckt sich stöhnend auf dem Sofa aus. Sie hockt sich davor auf den Boden, streichelt sein Gesicht, seine Haare, zwingt sich zu kontrollierten Handbewegungen, gleichzeitig dreht sich in ihrem Hirn alles. Gedankenfetzen rauschen an ihr vorbei. Sie hat Angst, dass er sich übergibt und sie ihm nicht helfen kann.

Es ist Nacht. Kein Licht, keine Bewegung. Irgendwann kommt der Sohn nach Hause. Wundert sich. Sie bittet ihn, verlegen lachend und lallend, seinen Vater ins Bett zu bringen, und kriecht hinter ihnen die Treppe hoch. Zähneputzen fällt aus, während die Männer Richtung Schlafzimmer torkeln, setzt sie sich im Bad auf den Rand der Badewanne. Hat ein schlechtes Gewissen, denn ihr Sohn ist spürbar angepisst: »Was habt ihr gemacht? Gekifft?« Er ist entrüstet, während er seinen Vater zum Bett schleppt: »In seinem Zustand ist das doch völlig daneben. Was für eine beknackte Idee!«

Sie wird geschlagen. Jemand gibt ihr eine saftige Ohrfeige. Aber die Stimme klingt besorgt: »Mama?« War es ihr Sohn, der ihr eine geklebt hat? Sie liegt in der Badewanne. Angezogen, ohne Wasser. Saß sie nicht eben noch auf dem Rand? Während er sie hochzieht, erklärt er: »Du bist reingefallen, du warst ohnmächtig. Hast du dir wehgetan?«

Nein. Sie fühlt sich wie ein Kind, dabei ist sie doch seine Mutter. Es ist nicht lustig. Findet er auch nicht. Er ist 22, er hat sein Leben vor sich. Ihres ist verwirkt, sie hatte Krebs, jetzt stirbt ihr Babe. Und sie macht allen nur Kummer, dabei will sie doch einfach nur … ja, was eigentlich? Normalität? Das alte Leben zurück? Keine bekiffte Krebspatientin sein, die einen Krebspatienten zum Mann hat? Will sie auch sterben? Um nichts mehr zu spüren? All der Schmerz, die Verzweiflung, das Mitleid, das sich in ihr angesammelt hat – wo soll sie damit hin? Sie fühlt sich schuldig und klein, dabei muss sie doch stark sein und ein Vorbild für ihre Kinder. Der Sohn hilft ihr ins Bett. Sie versucht, nicht laut zu weinen.

Swingin Party

The Replacements

»Mama« ist in seinem Kalender unter dem 30. Juni eingetragen. An dem Tag wird seine Mutter 82. Sie ist seit zweieinhalb Jahren im Pflegeheim um die Ecke. Er besucht sie selten. Aber an ihrem Ehrentag kommt er vorbei. Seine fünf Jahre ältere Schwester wird später sagen, er sei bei dem Besuch sehr ruhig gewesen. Er habe nichts von den Erdbeeren und dem Kuchen gegessen, nur abwechselnd sie und die Mutter beobachtet. Dreißig Minuten lang, dann sei er wieder gegangen.

Satisfied Mind

Lucinda Williams

Der Thunderbird soll weg. Sein roter Ford, das schönste Auto der Welt, Baujahr 62, mit den charakteristischen Haifischflossen und den weißen Ledersitzen. Das er sich gekauft hat, um sich einen Jugendtraum zu erfüllen. Und das gleich darauf wegen Motorschadens für Monate in der Werkstatt landete. Ständig war etwas kaputt, aber wenn er fährt, ist es ein großer Spaß: Der satte Brubbelsound, besser als jede Harley, innen cinematoskopisches Breitwandfeeling, von außen so schön, dass jeder guckt und lächelt und er parken darf, wo er will. Für einen Oldtimer dieser ästhetischen Art gelten offenbar keine Gesetze. Sie hat nie gefragt, wie viel die Reparaturen kosten, aber es muss immens gewesen sein. Zudem schluckt der Schlitten zwanzig Liter, aber auch das hat sie unkommentiert gelassen, sie will ihm kein schlechtes Gewissen machen. Seine Freude ist ihre Freude. Und jetzt ist sie sehr froh darüber, dass er sich den Thunderbird wider alle Vernunft geleistet hat. Dass er den Kauf nie aufgeschoben oder aus praktischen Gründen verworfen hat. Auf dem Sterbebett wird er sich nicht grämen müssen über eine verpasste Chance.

Hinter seiner ruhigen Fassade ist er ein spontaner Mensch, der seinen Instinkten folgt, auf Konventionen scheißt und keine Angst hat, Entscheidungen zu treffen. Einer, der seine Lehren aus Plenzdorfs *Die neuen Leiden des jungen W.* gezogen hat. Das Büchlein aus den Siebzigern ist eines seiner Lieblingsbücher, im jugendlichen Alter hat er den Part mit Bleistift unterstrichen, in dem W. allen Leuten rät, nicht »sitzen zu bleiben, wenn euch eine wegläuft, an der euch was liegt«. Am Anfang ihrer Beziehung hat sie ihn gefragt, wieso er für sie seine Frau verlassen hat. So einfach und schnell, obwohl er doch glücklich verheiratet war. Seine Antwort hat sie nie vergessen: Weil er das Gefühl hatte, die neue Frau würde sein Leben ändern und bereichern, und es wäre ein unverzeihlicher Fehler, sie ziehen zu lassen.

Gemeinsam fahren sie in die Werkstatt nach Tegel, um das Auto zu verkaufen. Er behält die Fassung, sie bewundert ihn dafür. Bewundert auch seine fehlende Angst, sich in der Öffentlichkeit zu zeigen. Obwohl er durch die Halbseitensymptomatik schlechter laufen kann und im Gesicht von der Krankheit gezeichnet ist, begleitet er sie auf Konzerte.

Sein letztes (das 1147., er führt Buch darüber) ist Neil Young in der Waldbühne am 22. Juli 2016. Kurz davor besuchen sie zusammen die traditionelle Sommerparty eines Konzertveranstalters am Badeschiff an der Spree. Von allen Gästen ist sie die Einzige, die einen Badeanzug mithat und ein paar Bahnen im Pool zieht, dem länglichen Pool, der mitten in den Fluss gebaut ist. Er macht Fotos von ihr mit ihrem Handy, später wird sie sehen, dass auf jedem sein Daumen im Bild ist. Als ihr T-Shirt von der Brüstung in die Spree geweht wird, springt sie hinterher, um es vorm Untergang zu retten. Ein Security-Mann will sie nicht mehr zurück in den Pool lassen, angeblich wird das Chlorwasser sonst vom Flusswasser verunreinigt. Es ist kalt in der Spree, sie diskutiert ohne Erfolg und klettert schließlich unter Beschimpfung doch ins Badeschiff zurück, denn es hätte keinen anderen Zugang zur Party an Land gegeben.

Die ganze Zeit schaut er zu, regungslos, mischt sich nicht ein, sagt nichts. Früher hätte er beschützend eingegriffen, hätte den Aufseher zurechtgewiesen, sein neues krankes Selbst tut es nicht. Aber er reicht ihr zum Aufwärmen seine Jacke. Da ist er noch mal der Gentleman, der er immer gewesen ist.

Treffen sie Bekannte, redet nur sie, er steht starr daneben. Ob es den Gesprächspartner*innen auffällt, wie seltsam sein Verhalten ist? Sie versucht, in ihren Gesichtern zu lesen, aber sie lassen sich nichts anmerken. Dabei hat sich seine Krankheit doch sicher herumgesprochen. In ihren Redaktionen jedenfalls wissen alle Bescheid. Geht es wie ein Lauffeuer in der Szene um, dass er einen bösartigen Hirntumor hat? Sie weiß es nicht. Niemand lässt etwas erkennen, und sie kann auch nicht sagen: Tut mir leid, er ist so komisch, weil er ein Glioblastom hat.

Komisch ist er wirklich. Er ruft nach der Party beim Veranstalter an und fragt nach den Handtüchern, die als Giveaway verteilt wurden. Jeder von ihnen hat eines bekommen, aber er will noch mehr. Sie hofft, dass man sich nicht über ihn lustig macht.

Am ersten Freitag im August fährt sie frühmorgens mit dem Sohn nach Leipzig. Er wurde an zwei Schulen zum Schauspielstudium zugelassen, hat sich für Leipzig entschieden und vier Wohnungsbesichtigungen auf diesen Tag gelegt. Sie sind erfolgreich, finden eine passende, unterschreiben den Vertrag. Sie verstehen sich gut. Ein Team. Reden viel beim stundenlangen Autofahren. Geborgte Normalität, sie reden über alles, nur nicht über den Vater und sein Sterben. Die Zukunft ist verboten.

Dass der Sohn Schauspieler wird, kam überraschend, denn er ist kein »Hoppla, hier komm ich«-Alleinunterhalter, keine extrovertierte Rampensau. Aber im Nachhinein fallen den Eltern Anzeichen auf, die sie ignoriert haben: die Fantasiewelten, in die er als Kind abgetaucht ist, stunden- und tagelang, seine Vorliebe fürs Verkleiden und Schminken, seine Hauptrolle als Herr Taschenbier im *Sams*, in der er in der Grundschule brillierte. Seine enthemmte offene Art. Dieses 22-jährige Kind wird er nie auf der großen Bühne als fertigen Schauspieler sehen. Immer wird sie später im dunklen Theatersaal bei den Vorstellungen des Sohnes weinen müssen, weil sie weiß, wie stolz er gewesen wäre, und weil sie das Erlebte nicht mit ihm teilen kann.

Mitte August fährt sie mit der Tochter übers Wochenende in den Spreewald. Die 14-Jährige hat einen Gutschein für die Therme gewonnen. Es ist heiß, dennoch probieren sie alle Saunen der Anlage aus. Abends schauen sie einen Liebesfilm auf dem iPad und paddeln am nächsten Tag im Kanu durch die stillen Kanäle des Spreewalds. Das ist die einzige Reise während der sechswöchigen Ferien, aber die Tochter beklagt sich kein einziges Mal. So jung und doch so stark. Als sie mit ihrem Vater telefoniert, macht sie das mit einer Fröhlichkeit, die sonst keiner in der Familie ihm gegenüber mehr aufbringen kann. Sie bewundert dieses phänomenale Kind. Es ist ein Katalysator, der die Atmosphäre verändern, das Schwere leicht machen kann. So hilft die Tochter allen Beteiligten auf subtile Weise zur Normalität, obwohl jeder weiß, dass das Familienleben in der Auflösung begriffen ist. Der eine zieht weg, der andere stirbt, aber dieses jüngste Kind hält mit seiner Unbeschwertheit alles noch zusammen.

No Expectations

The Rolling Stones

Er hat Mundpilz, Schmerzen im Rücken, Schmerzen in der linken Hand. Vom Palliativarzt bekommt er Überweisungen zu einem HNO-Arzt und zu einem Orthopäden. Zum Röntgentermin. Sie versteht nicht, warum man ihn behandelt wie einen normalen Patienten und zu Ärzten schickt, die sowieso nicht helfen können.

Die Symptome sind Nebenwirkungen des hochdosierten Cortisons. Dexamethason macht das Immunsystem kaputt, verursacht Pilzinfektionen, Depression, führt zu Muskelschwund, zu Sehnen- und Knochenentzündungen und kann epileptische Anfälle hervorrufen. Aber es muss eingenommen werden. Wieso soll er also die kostbare Zeit, die ihm noch bleibt, in Wartezimmern verbringen? Bei ihm ist doch schon alles zu spät. Wozu noch röntgen?

Sie schämt sich ihrer Gedanken, will nicht grausam und gefühllos erscheinen und spricht sie nicht aus. Die lange Liste der extremen Nebenwirkungen wird in Kauf genommen, weil das Medikament vor allem das Abschwellen der Ödeme im Hirn bewirkt. Rund um die Tumore lagert sich Wasser ein, dadurch steigt der Druck. Letztendlich wird ihn diese Schwellung töten. Sie wird auf sein Atemzentrum drücken und zum Erstickungstod führen. Sein Leben hängt also an einem seidenen Faden aus farblosen Kristallen, die selbst zerstören, was sie temporär retten. Dexamethason besteht aus Sauerstoff, Wasserstoff und Fluor. Aus Atomen und Molekülen, die Bindungen eingehen. So natürlich. So tödlich.

Felt Mountain
Goldfrapp

Sie nimmt sich Urlaub und rennt morgens jeden Tag in den Wald. Er kann nicht mehr mitkommen. Das Gehen fällt ihm schwer. Einmal hat sie einen Zusammenbruch im Wald. Ganz plötzlich zwingt sie etwas in die Knie, sie schreit, sie fällt, kauert auf dem Weg und schluchzt. Es schüttelt sie. Es ist die Gewissheit, dass es ihn bald nicht mehr geben wird. Ihn. Ihr Leben mit ihm. Das Unvorstellbare wird bald eintreten, und es ist diese Wahrheit, die urplötzlich in ihrer vollen Grausamkeit vor ihr steht, die sie zu Boden reißt. Deshalb kniet sie hier und weint. Von dort unten wieder aufzustehen und weiterzurennen, ist mehr als bloße Motorik. Es ist Sinnbild für das, was kommen wird, und sie weiß um den symbolischen Wert des Aufraffens.

Schon einmal, kurz nach seiner Diagnose, als klar war, dass es keine Rettung geben würde, hat sie einen ähnlichen Anfall gehabt. Morgens im Bad beim Zähneputzen. Wie ein Blitz hat die Wahrheit eingeschlagen: beide Krebs. Erst sie, dann er. In ihr noch die Panik vor der eigenen Diagnose, die Angst vorm Sterben, und nun sein sicherer baldiger Tod. Die Ungeheuerlichkeit hat sie mit einem lauten Schrei ins Nebenzimmer rennen lassen, in dem sie den Zahnpastaschaum auf den Boden gespuckt und sich ihre Jacke vom

Leib gerissen hat. Mit Gewalt, denn die Knöpfe wollten nicht nachgeben. Sie war alleine, sonst hätte sie sich niemals so gehen lassen. Heulend hockte sie auf dem Boden, ihr Schicksal wie ein Klageweib betrauernd, sich vor- und zurückwiegend, überall Zahnpastaflecken auf dem dunkelblauen Teppich. Die sind noch zu sehen, da ist er schon lange tot. Die schöne graue Sweaterjacke von Benetton, die sie sich ein Jahr zuvor im Urlaub gekauft hatte, war zerrissen. Sie warf sie in die Mülltonne, es war ihr peinlich, nichts sollte an den Vorfall erinnern.

Diese zwei Zusammenbrüche sind einfach so über sie gekommen, weitere gab es nicht. Oder erlaubt sie sich einfach keine mehr? Denn sie ändern nichts. Weder schreien noch beten, weder heulen noch wüten ändert etwas. Auch nicht sein Mantra über dem Drucker. Jedes Mal, wenn sie die Notiz liest, gibt es einen Stich durchs Herz: Wunder, Wunsch + Wille. Keins der drei W wird helfen.

Night Shop

Benjamin Biolay

Er kann sich kaum mehr bewegen. Einmal duscht sie ihn, hat extra dafür einen hohen Stuhl und eine Antirutschmatte besorgt. Und ihn fest untergehakt, weil er so wackelig ist. Danach haben ihn noch zweimal die Helfer vom Pflegedienst geduscht, die jeden Morgen für eine halbe Stunde vorbeikommen, um ihr zu helfen, später ist nur noch Waschen im Bett möglich.

Er sitzt im Rollstuhl. Sein Körper ist deformiert, das Gesicht auch. Er hat starken Herpes. Wird unfreundlich, wenn seine Bepanthen-Salbe nicht bereitliegt. Es ist traurig, wie sich sein Charakter verändert hat. Sie weiß, dass sein Gehirn immer mehr schrumpft, er deshalb manisch auf Kleinigkeiten fixiert ist und den Blick auf das große Ganze verloren hat. Dennoch ist es verstörend. Die Kinder halten Abstand. Ein Krankengymnast wird vom Pflegedienst bestellt, zum Muskelaufbau für die Beine. Absurd, aber ihm gefällt es. Er blüht geradezu auf, wenn der junge Mann vorbeikommt. Sie erinnert sich an die Zeit, als sie als angehende Physiotherapeutin im Krankenhaus gearbeitet hat. Zu den fremden jungen Menschen, die gut gelaunt und unbelastet um die Ecke schneien, sind Patient*innen immer freundlicher als zu den Angehörigen.

Der geliehene Sprinter steht in der Einfahrt. Wird mit Kisten,

Hausrat, einer Staffelei beladen, denn heute steht der Umzug des Sohnes nach Leipzig an. Sie befindet sich gerade in der Küche, um Proviant zu packen, da hört sie Rufe. Er ist im Wohnzimmer, im Rollstuhl, seine Stimme klingt panisch. Sie rennt zu ihm hin, sieht seine linke Hand zittern, seinen Körper vibrieren. Spastische Tremores durchrütteln seinen Körper, er hat einen epileptischen Anfall. Sie wurde vorgewarnt, hat Tabletten bekommen, um sie im Notfall unter seine Zunge zu legen. Sie versucht es, doch die Pillen wollen nicht halten, fließen mit der Spucke wieder hinaus. Er droht, vornüber aus dem Rollstuhl zu fallen, sie hält ihn mit großer Anstrengung fest, spricht ihm gut zu, aber kann sein Gewicht wegen der Zuckungen kaum halten. Sie will nicht laut nach dem Sohn schreien, um den Mann, den sie liebt, nicht zu erschrecken.

Als ihre Kräfte schwinden, hört der Sohn zum Glück ihr leises Rufen. Er hilft, drückt seinen Vater zurück in den Rollstuhl, während der sich über ihn erbricht und ohnmächtig wird. Der große Kopf mit dem vielen Haar liegt im Schoß des Sohnes. Er ist wächsern blass und sieht aus wie tot. Sie streichelt ihn, sagt ihm, wie sehr sie ihn liebt, dass er der Mann ihres Lebens ist, dankt ihm für die tollen Kinder und dafür, dass er sich damals für sie entschieden hat, für die 25 Jahre, in denen sie so glücklich war, sagt ihm, dass es ihr wahnsinnig leidtut, dass er so früh stirbt, dass er nicht mehr bei ihnen sein kann, dass er nicht miterleben kann, wie seine Kinder aufwachsen und selber Kinder bekommen. Sie verspricht ihm weiterzumachen, dankt ihm immer wieder für das Geschenk, das er ihr mit seiner großen Liebe gemacht hat, und streichelt dabei sein Gesicht, seine Haare, seine Ohren, seinen Hals. Auch der Sohn weint. Die Tränen tropfen auf seinen Vater herab.

Sie weiß nicht, warum sie das alles auf einmal endlich laut sagen kann. Jetzt, wo er tot zu sein scheint. Doch er kommt wieder zu sich, ist benommen, hat keine Erinnerung an den Anfall. Die herbeigerufenen Krankenwagensanitäter tragen ihn nach oben ins Bett. Später kommt der Palliativarzt, lässt Spritzen da für einen etwaigen weiteren Anfall.

Es ist schon Nachmittag, der Laster steht immer noch beladen vorm Haus, und sie entscheidet spontan, dass sie den Umzug durchziehen werden. Trotz allem. In diesem Wahnsinn. Unbewusst fühlt sie, dass das bisschen Normalität extrem wichtig ist für ihren Sohn, der doch heute in sein neues Leben aufbrechen will. Ihr achtzigjähriger Vater erklärt sich bereit, auf den Patienten aufzupassen.

Sobald der Opa da ist, steuert sie den riesigen Transporter Richtung Leipzig. Der Sohn will nicht fahren, nicht nach dem gerade Erlebten. Sie weiß, sie kann es, weil sie muss. Sie muss stark sein, nicht zerbrechlich. Sie muss hier funktionieren, denn sie ist die Mutter. Jahre später wird sich der Sohn dafür bedanken, dass sie an dem Tag doch noch den Umzug gemacht haben.

Als sie nachts zurückkehren, berichtet der Großvater, dass der Patient ruhig war und schläft. Sie zieht ins Nebenzimmer, möchte nicht mehr neben ihm schlafen. Ein spontanes Gefühl, für ein schlechtes Gewissen fehlt ihr die Kraft. Es ist gut, dass sie Urlaub hat, denn nach dem epileptischen Anfall muss sie rund um die Uhr für ihn da sein. Er kann den Darminhalt und den Urin nicht mehr halten, muss Windeln tragen. Sie sind ständig voll, sie macht ihn sauber wie ein Baby. Es stinkt. Im ganzen Haus. Ein süßlicher Geruch. Sind es nur die Exkremente oder ist es verwesendes Fleisch? Die Arbeit ist anstrengend und ekelig. Sie ist froh, einst im Krankenhaus gearbeitet zu haben, wüsste sie doch sonst gar nicht, wie man immobile Patient*innen im Bett bewegt und besudelte Laken unter ihnen austauscht.

Er kann das Zimmer nicht mehr verlassen. Ihr gemeinsames Schlafzimmer mit dem hölzernen Bett, in dem sich so viel Familienleben abgespielt hat. Jetzt setzt sie sich im Schneidersitz neben ihn, wenn sie ihn füttert. Ihr selbst schmeckt es nicht, dafür riecht es zu schlecht im Zimmer. Sie isst dennoch, um ihn nicht zu irritieren und um sich selbst zu stärken.

Vor Kurzem war doch ihr eigener Körper noch krank. Das ist in den Hintergrund getreten, schon fast vergessen. Manchmal denkt sie daran, wenn die Narben spannen, aber meistens hat sie keine Zeit. Vor dem Einschlafen grübelt sie über Dinge, die sie in den Krebsbüchern gelesen hat. Dass psychische Stabilität wichtig ist, um keinen Rückfall zu erleiden. Dass man nach einer Krebserkrankung für positive Gedanken sorgen soll, denn negative Gefühle und deprimierte Stimmung begünstigen ein Rezidiv. Sollte das stimmen, wird sie ganz sicher bald wieder Krebs haben, denn sie weint jede Nacht.

Irgendwann wird sie deshalb wütend. Wer sind die, die das behaupten? Fremde. Warum sollte sie ihnen glauben? Sie ist für sich selbst verantwortlich. Kein passives Opfer, sondern sie entscheidet über ihr eigenes Schicksal. Deshalb trifft sie folgende Entscheidung: Das, was die vermeintlich schlauen Autor*innen schreiben, ist Humbug. Sonst wären doch die ausgebombten Witwen, die ihre Männer und Söhne verloren haben und womöglich auch noch vom Feind vergewaltigt worden sind, krebskrank geworden. Es gibt so viele, die noch viel mehr Tragik erlebt haben als sie. Diese stumme Komplizenschaft erfüllt sie mit Kraft. Weinen muss sie dennoch.

Vom Palliativarzt erfahren sie, dass ein Hospizplatz frei geworden ist, und zu ihrer Überraschung will er ihn unbedingt haben. Wieder betont er, dass er ihnen nicht zur Last fallen möchte, dass es für ihn leichter so ist, dass er gerne ins Hospiz geht. Aber sie tut sich schwer mit der Endgültigkeit dieses letzten Schrittes. Lieber soll er im halb toten Zustand oder im komatösen Zustand noch da sein als ganz weg.

Was sie nicht laut sagen würde, sie gibt stattdessen grünes Licht, und am nächsten Morgen kommt der Krankentransport.

Blues von der letzten Gelegenheit

Veronika Fischer

Drei Jahre nach seinem Tod wird sie an einem portugiesischen Strand liegen, allein. Im warmen Sand. Wird daran denken, wie oft sie mit ihm an Stränden war. Wie er, der braun wurde wie ein Südländer, am liebsten unterm Sonnenschirm im Schatten lag, auf der Seite, lesend. In seiner Taille hatte er rechts und links immer weiße Stellen, weil in die Beugefalten keine Sonne kam. Wenn er hochschaute, konnte sie sich in seiner blau verspiegelten Ray Ban sehen. Im roten Bikini vor blauem Hintergrund. Lachend, mit weißen Zähnen, das blonde Haar verweht. Immer lachte er wissend zurück, und es folgte ein Kuss, meist mit Zunge. Auch später noch, als die Kinder schon zu alt waren, um »Ihh« zu rufen. In seiner Ray Ban sah sie immer jung aus.

Der Tag, an dem er vom Krankentransporter abgeholt wird, ist grausam. Er muss sein Haus verlassen. Endgültig. Im Rollstuhl wird er die Rampe hochgefahren ins Innere des Wagens. Sehen Nachbarn zu? Was denken sie? »Wir sehen uns gleich», sagt sie, »ich bringe dir deine Sachen nach.«

Als der Krankenwagen abfährt, muss sie sich hinsetzen. Will sich beeilen, aber versagt. Denn dass er sein Zuhause nie mehr sehen wird, ist so unfassbar traurig. Sein Leben, seine Erinnerungen, seine Dinge, seine Platten, die Bücher, seine Family, alles, was er liebt, bleibt hier. Als sie wieder aufstehen kann, packt sie seine Sachen zusammen.

Das Hospiz ist schön, ein Flachbau, dessen Krankenzimmer zum Garten geschachtelt sind, jede*r Sterbende hat eine eigene Terrasse und sieht ins Grüne. Da es ausdrücklich erlaubt ist, das Krankenzimmer persönlich zu gestalten, hängt sie Bilder auf. Sie rahmt die Rötelzeichnung seines Sohns, auf der die Eingangshalle des Bode-Museums zu sehen ist, und hängt sie über sein Bett, der großformatige Wolkenhimmel mit Regenbogen, den seine Tochter in Acryl gemalt hat, kommt gegenüber an die Wand. Schlagartig wird ihr klar, wie religiös konnotiert ihre Bilderauswahl anmutet: der kirchenartige Bau mit der Treppe und der Himmel. Es war eine instinktive Auswahl. Fällt es ihm überhaupt auf? Früher hätten sie Witze darüber gemacht, früher. Jetzt ist der Tod zu nah, um zu scherzen. Sie erzählt ihm auch nicht, dass sie seinen Bungalow vor einem Jahr betrachtet hat, als sie frisch operiert ohne Brüste im Garten des Krankenhauses Tai-Chi gemacht und sich gefragt hat, wer dort wohl wohnt.

Weil er sich ein Bild seiner Lieben wünscht, machen sie ein Foto mit Selbstauslöser. Sie rahmt es und stellt es ihm auf den Nachttisch. Zu sehen sind sie und die Kinder, zu dritt nebeneinander auf dem Rasen kniend und in die Kamera lachend. Jedes Mal, wenn sie das Foto ansieht, krümmt sich etwas in ihr, vielleicht, weil das Lachen so schwerfiel? Vielleicht, weil allen dreien nach Weinen zumute war? Er wird das Bild im Hospiz ständig ansehen. Sieht er, wie es ihnen dabei wirklich erging und dass ihre gute Laune eine falsche Note hat?

Sie kauft einen sanften Elektrorasierer und trimmt seinen Sechs-Tage-Bart. Es ist nicht leicht, denn seine Mundpartie ist voller Herpes, sein Haar fettig, er riecht. Sie knipst ihm die Fußnägel ab und denkt darüber nach, wie seltsam es ist, dass sie da unten wachsen, als ob nichts sei. Wissen sie nicht, dass weiter oben Sterben angesagt ist? Sie kauft ihm im Secondhandshop XXL-T-Shirts, denn er braucht welche mit weitem Halsausschnitt. Er hat keine Muskeln mehr, sein Fleisch geht auseinander, sein ganzer Rumpf ist tiefrot gesprenkelt, es sind Einblutungen ins Gewebe, eine Nebenwirkung des Medikaments. Es sieht schlimm aus, aber scheint nicht wehzutun.

Er klagt überhaupt nicht über Schmerzen. Als sie fragt, wieso, erfährt sie, dass er Morphin bekommt, hochdosiert. Als sie wissen will, ob das überhaupt nötig ist, stößt sie auf Unverständnis. Es scheint selbstverständlich zu sein, dass Sterbende Opioide bekommen. »Sie sollen doch keine Schmerzen haben, das wird immer so gehandhabt.« Sie ist irritiert. Tut denn Sterben weh? Ist das vielleicht nur ein Automatismus, weil alle Welt Angst vor Schmerzen hat, weil man alle schonen will?

Wie sediert ist er durch das Opioid? Kann er noch bewusst von der Welt und seinem Körper Abschied nehmen? Niemand beantwortet ihr die Fragen, weil sie sie nicht laut stellt. Aber sie entscheidet, in ihre Patientenverfügung einen Passus einzufügen, der lauten soll: Keine Medikamente und auf gar keinen Fall Schmerzmittel. Mit drei Ausrufezeichen. Wenn es so weit ist, will sie wissen, ob Sterben wehtut. Und will alles selbst bestimmen können. Bis zum letzten Atemzug.

Sie besucht ihn täglich zweimal, bringt ihm Pizza mit, schaut mit ihm die Berliner Wahl zum Abgeordnetenhaus im Fernsehen, erzählt von den Kindern oder vom Lollapalooza, vom Alltag, von belanglosen Dingen. Nur nicht von ihrer großen Liebe zu ihm. Von ihrer Angst vor einer Zukunft ohne ihn, von dem schwarzen Loch. Die Gespräche sind keine, es sind Versuche, Normalität zu imitieren. Manchmal leuchtet sein Politikinteresse oder seine Fußballliebe durch, aber das angegriffene Hirn dreht sich in Denkschleifen. Sie überredet die Tochter und den Sohn, ihn noch einmal zu besuchen. In ihren Leben ist viel los: Schule, Studium, Sport, Freunde. Aber sie sollen später kein schlechtes Gewissen haben, sich nicht vorwerfen, dass sie ihn im Hospiz nicht gesehen haben. In den ersten Tagen kommen auch noch Freunde vorbei, mit einem trinkt er sogar ein Bier, alkoholfrei.

An einem Abend, als sie allein zu Hause sitzt, überrollt sie die Sehnsucht nach ihm, der Wunsch, noch einmal mit ihm zu sprechen, seine Nähe zu spüren, richtig Abschied zu nehmen, ihm in die Augen zu sehen. Kurz entschlossen fährt sie zu ihm, es ist fast 23:00 Uhr, als sie im Hospiz ankommt. Sie schlüpft ungesehen in sein Zimmer, legt sich zu ihm ins Bett, legt ihren Kopf auf seine Schulter, ihren Arm über seine Brust. Wie früher. Er zeigt keine Freude, keine Reaktion. Sie sagt ihm, dass sie ihn liebt, dass ihr das alles so leidtut, dass sie nicht ohne ihn sein will, sie weint. Er sagt: »Das hilft mir nun auch nicht weiter.« Sie kommt sich blöd vor, hört auf zu weinen. Dann sagt er: »Du bist stark.«

Wie eine Fremde fühlt sie sich an seiner Brust. Wollte sie von ihm getröstet werden? Von einem Sterbenden? Ist sie egoistisch? Was hat sie erwartet? Sie versucht, sich ihre Enttäuschung nicht anmerken zu lassen. Steht auf, wünscht ihm eine gute Nacht.

Body Love

Klaus Schulze

Manchmal geht sie noch zum alten Brustarzt und lässt die Krebsnachsorge machen. Das kurze Abtasten und Ultraschallen der Narben. Wo sie die Frauen mit den Kopftüchern beobachten kann, die in Zeitschriften blättern, während sie am Tropf hängen. Die Patientinnen, die Chemotherapie bekommen. Deren Lymphknoten mitbefallen waren oder, noch schlimmer, die Metastasen in anderen Organen haben. Die, die nicht so viel Glück hatten wie sie. Aber sie haben alle Brüste, soweit sie sehen kann. Vielleicht auch aus Silikon. Leider kommt sie nie mit einer von ihnen ins Gespräch. Man könnte doch mal über den Brustkrebs reden, der sie verbindet? Krebs. Das Wort ist so mächtig und Angst einflößend wie der Tod.

Bei diesen Kontrollterminen will der Arzt ihr jedes Mal Angst vor einem Rückfall machen, weil sie die Antihormonbehandlung abgelehnt hat. Er rechnet ihr immer wieder vor, wie viel größer die Wahrscheinlichkeit ist, wieder Krebs zu bekommen, wenn sie nicht sofort Tamoxifen nimmt, für die nächsten zehn Jahre am besten. Sie will sich nicht irremachen lassen. Was weiß er schon? Er kennt nur Zahlen und Wahrscheinlichkeiten. Das Individuum interessiert ihn nicht. Nie mehr hat er nach ihrem kranken Mann gefragt, obwohl sie ihm vor drei Monaten von der Diagnose erzählt hat. Ihr

Leben ist gerade zum zweiten Mal auf den Kopf gestellt, alles, was war, ist vorbei. Jeder stirbt. Sie doch auch, ob am Brustkrebsrezidiv, an Altersschwäche oder morgen bei einem Verkehrsunfall. Er kann ihr keine Angst vor dem Tod machen.

Weil er offensichtlich kein Interesse an ihrer Person hat, erzählt sie ihm nichts mehr. Redet nicht von ihrer alternativen Krebstherapie bei dem anderen Arzt, nicht von den Schwermetallausleitungen, nicht davon, dass sie sich ausschließlich von Bio-Produkten ernährt, nicht von dem sündhaft teuren Wasserfilter, den sie zu Hause hat einbauen lassen, nicht von ihrem Verzicht auf Zucker und Kohlenhydrate. Sie ist sich sicher, dass er Begriffe wie »ketogene Ernährung« nicht kennt und all ihre Bemühungen belächeln würde. Sie erzählt ihm auch nicht, dass sie rennt. Fast jeden Tag. Was als Fluchtreflex begann, ist Sucht geworden. Das Gefühl der Sauerstoffüberflutung macht sie abhängig. Sauerstoff ist auch gut gegen Krebs, denn Zellentgleisungen gibt es nur im anaeroben sauren Milieu. Und das Rennen lässt ihr Gedankenkarussell pausieren, sie ist dann nur ein atmender Körper, ohne Kopf. All diese Dinge könnten doch gesünder sein als Antihormonpillen? Und sie vielleicht besser vor Krebs schützen als die Behandlungsmethoden, die er nebenan im Chemo-Zimmer verfolgt? Ihre Tage bei ihm sind gezählt, zu weit haben sie sich auseinanderentwickelt. Sie will kein Rädchen in seinem konservativen Zahlengetriebe mehr sein.

Im Haus ist es still, der Sohn und der Vater sind zur selben Zeit ausgezogen. Die Besuche im Hospiz sind surreal. Sein Gesicht ist wie aus Stein. Selbstschutz? Das aufgeweichte Gehirn? Weint er manchmal, wenn er die Bilder seiner Lieben betrachtet? Was denkt er? Was fühlt er? Denkt er in sich wiederholenden Schleifen? Wird alles immer enger? Wie bei der Geschichte mit der Bepanthen-Salbe, über deren Fehlen er sich so aufgeregt hat, obwohl es doch nur eine Banalität war im Angesicht des Todes. In einem zerfressenen Gehirn sind aber die kleinen Dinge womöglich groß und die großen unbegreifbar. Sagt er deshalb so wenig, aus Angst, sein Umfeld zu irritieren?

Es ist müßig zu grübeln, wann der schleichende Prozess eingesetzt hat. Wann er aufgehört hat, normal zu sein. An welchem Punkt der Krebs in seinem Hirn einen anderen aus ihm gemacht hat. Dennoch überlegt sie ständig, wann es wohl angefangen hat. Vielleicht vor einem Jahr, oder ist es vielleicht noch länger her? Hat sie ihn nicht schon vor langer Zeit darauf aufmerksam gemacht, dass nach dem Essen immer Reste in seinem rechten Mundwinkel hängen? Sich gewundert, dass er die Krümel nicht selber spürt? Und die seltsamen Antworten, die er manchmal gegeben hat, die neuen Charakterzüge. Das Gefühl, dass etwas mit ihm nicht stimmt. Und ihre Irritation darüber, dass er all seine Kunst beim Liebesspiel verloren hat. Nullachtfünfzehn. Die alten Muster wieder da. Dabei haben sie doch immer so offen über Wünsche gesprochen. Und er hat gerne alles mit ihr ausprobiert. Und als sie keinen Sex mehr im Ehebett wollte, weil der Ort einfach unsexy war, hat er völlig unproblematisch auf Sex vor dem Kamin umgestellt, auf dem Teppich. Er zündete dafür Kerzen an, hielt Champagner bereit und legte »Body Love« von Klaus Schulze auf. Irgendwann hat sich dieser sehr gute Liebhaber zurückentwickelt. Hat alles vergessen und sich im Schlafanzug nach dem Zähneputzen zu ihr gedreht – im Bett. War es ein Jahr vor ihrer Diagnose? Oder ist es noch länger her?

Sie hat es angesprochen. Hat dabei geweint, weil sie wusste, sie tat ihm weh. Aber wenn es doch nun mal so war, dass sie keine Lust mehr auf ihn hatte, warum so tun als ob. Damals wusste sie nicht, wieso er sich verändert hat und warum ihr Körper ihn ablehnte, obwohl sie ihn doch liebt. Wenn sie jetzt nachts wach liegt, weiß sie es. Die Veränderung in seinem Kopf, die verloren gegangenen Skills, das fehlende Einfühlungsvermögen, ihr Körper hat das gespürt. Aber auf die Idee, ein Hirntumor könne daran schuld sein, ist sie nie gekommen.

Lazy Old Sun

The Kinks

Sie muss ihre Tochter jetzt für zwei Tage alleinlassen, denn sie will zu einem Musikfestival nach Hamburg. Er liegt im Hospiz, sie steht mitten im Leben, hat einen ausfüllenden Job, muss die Familie finanzieren. Sie müsste nicht unbedingt wegfahren, aber sie möchte. Alles, was nicht zu Hause stattfindet, ist Normalität. Ablenken ist gut, das Gegenteil von Dorothys Aussage im *Zauberer von Oz* ist wahr, denn momentan ist es überall schöner als daheim. Hat sie ein schlechtes Gewissen? Vielleicht. Aber alle Konventionen und Benimmvorschriften sind seit Herbst 2015 außer Kraft gesetzt. Seit ihrer und seiner Krebsdiagnose. Im Angesicht des Irrsinns muss sich niemand mehr an Regeln halten, nur durchhalten.

Manchmal fällt es schwer, dann bewegt sie sich in einer Wattewelt. Macht es Sinn zu atmen, zu essen, zurückzurufen? Sie ist eine Maschine, die funktioniert. Ohne Gefühl. Niemand ist da, der stolz ist auf sie, Anteil nimmt, sie ausfragt. Oder doch? Es gibt sie, die Freund*innen, aber sie sind nicht er. Ohne ihn ist nichts bedeutsam. Alles, was Bedeutung hat, nichtig. Sie lebt in einer Leere. Darf nicht denken. Nicht erinnern. Muss stumpf sein. Sich nur von einem Augenblick zum nächsten hangeln. Ausschließlich im Moment existieren. Sie reagiert, sie hinterfragt nicht, sie macht. Was morgen ist, ist unwichtig. Vielleicht gibt es gar kein Morgen.

Hat sie Depressionen? Sie weiß es nicht, aber Antriebslosigkeit ist nicht das Problem. Es muss so viel gemacht werden: Die Arbeit auf der Arbeit, zu Hause müssen Anträge ausgefüllt und Rechnungen beglichen werden, Verträge gekündigt und Handwerker bestellt werden, der Strom muss abgelesen und die gelbe Tonne herausgestellt werden. Sie muss aufräumen, abheften, einkaufen, Glühbirnen austauschen, Blumen gießen, Spinnweben entfernen, den Rasen mähen, Zahnpasta und Katzenfutter besorgen, den Kühlschrank füllen, kochen, sich die Haare waschen, die Fingernägel sauber machen. Es hört nie auf, der Automat muss funktionieren. Bis er müde ins Bett fällt.

Ist das jetzt der Sinn ihres Lebens? Dass sie aufrechterhält, was früher sinnstiftend war? Wo doch nun alles zerbrochen ist, ist die alte Realität überhaupt noch gültig? Macht es Sinn weiterzumachen? Nicht für sie, aber für ihre Kinder. Diese retten ihr das Leben. Sie muss für ihre Kinder funktionieren. Also macht sie immer weiter und oktroyiert sich den Erhalt der Normalität auf, auch wenn sie selbst nicht daran glaubt.

Diese Kurzreise nach Hamburg hilft ihr dabei. Als sie Samstagfrüh zurückkommt, fährt sie direkt ins Hospiz. Da liegt er, aufgedunsen, unscharf, mit spitzer Nase und schiefem Gesicht.

»Da bist du ja«, stellt er fest.

Man könnte Freude der Erleichterung hineininterpretieren, aber die Betonung ist neutral. Sie umsorgt ihn, streichelt ihn, erzählt ihm vom Festival. Er wünscht sich einen Hamburger mit Milkshake, ohne Pommes. Das kommt überraschend. Obwohl wegen des Marathons überall Stau ist, fährt sie in die Innenstadt, denn sein Wunsch ist ihr Befehl. Über die Frage, ob es ein Hamburger oder ein Cheeseburger sein soll, denkt er sehr lange nach.

Als sie mit der McDonald's-Tüte in sein Hospizzimmer zurückkehrt, freut er sich. Sie fühlt es, in seinem Gesicht kann sie es nicht erkennen. Sie macht es sich auf seiner Bettkante bequem. Der Burger verbreitet in ihrer Nase einen unschönen Geruch. Aber sie weiß, dass sie den Duft früher auch gemocht hat, in der Zeit, in der es für sie noch Kaffee, Alkohol, Zucker und Milchprodukte gab. Seit sie auf all das verzichtet, hat sich ihr Empfinden für Gerüche verändert. Die Nase fungiert plötzlich als Gesundheitswächter und kräuselt sich bei Abgas- und Parfümgerüchen, gekochtem Kaffee, Deo-, Chips- und Pommesdüften. Am schlimmsten ist für sie, wenn Jogger im Wald nach Weichspüler riechen.

Sie schneidet den Cheeseburger in kleine Stücke. Sie selbst würde ihn niemals essen, denn das Brötchen aus mineralstoffarmem Weißmehl enthält sicherlich Weichmacher, die es labbrig halten, der Käse ist ein künstlicher Schmelzbrei voller E-Stoffe, der Salat ist nicht bio, und die ketchupartige Soße besteht aus Zucker und schlechten Fettsäuren. Seltsam, dass sie in ihrer Jugend, als sie bei McDonald's in der Küche jobbte, kein Gespür dafür hatte. Damals freute sie sich immer auf ihren McRib in der Pause.

Sie verfüttert ihm den ganzen Cheeseburger. »Nicht so schnell«, sagt er einmal. Den Vanille-Milkshake trinkt er aus. Sie küsst ihn auf beide Wangen, schlägt sein Kopfkissen auf, macht es ihm gemütlich. Sie weint nicht, denn sie muss immer daran denken, dass er hier in diesem Raum vor zehn Tagen zu ihr gesagt hat, sie sei stark. Sie hat es nicht gern gehört, sie will nicht stark sein, nicht alles aushalten müssen. Aber hat sich dafür entschieden, es als

Wunsch zu sehen. Als seinen Auftrag an sie. Sie sagt: »Tschüss, Babe«, und: »Bis morgen.«

Auf dem Gang trifft sie eine Schwester, die ungläubig staunt, als sie erfährt, dass er einen ganzen Burger gegessen hat. »Die letzten beiden Tage hat er gar nichts gegessen«, sagt sie.

Ohne nachzudenken, hält sie inne und geht noch einmal in sein Zimmer zurück. Er ist eingeschlafen. Den Kopf leicht zur rechten Seite gedreht, das dunkle Haar, das an den Schläfen grau ist, steht fettig in alle Richtungen ab, an Kinn und Hals ein Drei-Tage-Bart-Schatten. Aus einem Impuls heraus fischt sie ihr Handy aus der Tasche, will ein Foto von ihm machen, hat ein ungutes Gefühl dabei. Was ist, wenn er es merkt? Will er so fotografiert werden, so entstellt, als Sterbender? Was soll sie antworten, wenn er sie fragt, warum sie ihn fotografiert? Zum Andenken? Sie hat doch viel schönere Fotos von ihm.

Sie macht das Bild dennoch, schaltet das Handy auf stumm und beugt sich vorsichtig auf seltsam heimliche Art über ihn. Es ist 17:53 Uhr, als sie abdrückt. Ein letzter Blick und sie verlässt das Hospiz. Nicht ahnend, dass der Burger seine Henkersmahlzeit war. Jahre später wird sie auf Wikipedia lesen, dass das am meisten gewünschte »Last Meal« ein Cheeseburger ist.

Lay, Lady, Lay

Bob Dylan

Am nächsten Morgen wacht sie erst um 10:30 Uhr auf, sie hat über neun Stunden geschlafen. Ausgeschlafen, keinen Wecker gestellt. Als sie nach unten kommt, hört sie das Telefon. Der Anrufer, ein junger Mann vom Hospiz, sagt, er habe versucht, sie seit 8:30 Uhr zu erreichen. Er klingt nicht aufgeregt, auch nicht vorwurfsvoll. Er verkündet ihr einfach, dass ihr Mann vorhin, gegen 9:00 Uhr, gestorben ist. Es sei schnell gegangen, er sei bei ihm gewesen.

Sie zieht sich an und fährt ins Hospiz. Fühlt sich schwerelos und leicht verstört. Sie ist nicht dabei gewesen, als er gestorben ist. Hat ein schlechtes Gewissen. Alle anderen ziehen immer so viel Trost aus der Tatsache, dass sie im letzten Moment dabei waren. Wie oft hat sie die Geschichte gehört, dass Leute alles stehen und liegen ließen, ins Auto oder wahlweise ins Flugzeug stiegen und gerade noch rechtzeitig kamen, um sich vom sterbenden Opa oder der siechen Mutter zu verabschieden. Am Ende dabei zu sein scheint ein Muss zu sein, gesellschaftlicher Konsens. Und sie? Hat seinen Tod verschlafen.

Horcht in sich hinein, hat sie wirklich ein schlechtes Gewissen? Nein. Sollte sie nicht haben, denn er wollte es so. Sie ist sich plötzlich sicher, dass er alleine sterben wollte. Er hat zwei Tage auf sie gewartet, hat sich sein *Last Meal* von ihr geben lassen und dann entschieden, dass er nicht im Kreis seiner weinenden Familie sterben will. Nicht vor ihr, nicht vor den Kindern. Er wollte ihnen den Abschied leicht machen, vielleicht auch seine Würde nicht vor ihnen verlieren. Der letzte Kavalier oder besser Kavaljer, wie er zu sagen pflegte, frei nach Ikea. Er wollte stark sein. Hat er geweint, geschrien? Sich aufgebäumt im Todeskampf? Hat er überhaupt dagegen angekämpft? Sie entscheidet sich, den Pfleger nicht zu fragen, will keine Bilder erfinden, die sie nicht gesehen hat, will die Wahrheit nicht aus der subjektiven Sicht eines Fremden hören.

Jetzt liegt er hier tot im Bett, hat nicht das gelbe T-Shirt von gestern Abend an, sondern ein rotes, sein Kopf liegt mittig, die Haare sind ordentlich geglättet. Seine Hände ruhen auf seinem Bauch, unter ihnen liegt eine rote Gladiole, die sich eindrucksvoll gegen die hellgrüne Polyacryldecke absetzt, mit der er zugedeckt ist. Seine Hände sind nicht gefaltet, nur die Fingerspitzen berühren sich. Sein Mund steht offen, seine Gesichtsfarbe ist fahl. Links neben seinem Kopf liegt sein Borsalino mit dem Loch an der Krempe. Den will er mit im Sarg haben, hat er ihr gesagt. Ein Strohhut aus glücklichen Tagen, aus dem Sommerurlaub 2015. Sie weiß noch, auf welchem Marktplatz er ihn gekauft hat, beim Busbahnhof von Victoria, Gozo.

Sie macht Fotos von der Leiche. Ist dabei ganz vorsichtig und still. Sie kann doch nicht laut mit einem Toten sprechen, oder? Ist seine Seele hier im Zimmer? Sie macht zwei Brustbilder, ein Close-up von seinem Gesicht und ein Weitwinkelfoto, auf dem auch die beiden elektrischen Kerzen zu sehen sind, die das Bild vom Bode-Museum flankieren. Jetzt sieht die Zeichnung wirklich wie ein Gotteshaus aus. Wird sie die Fotos den Kindern zeigen? Nur, wenn sie fragen.

Was denkt sie hier im stillen Zimmer mit seiner Leiche? Sie denkt nichts. Weint nicht. Spürt nur. Hat das Bedürfnis, sich hinzuhocken. Auf den Boden an der gegenüberliegenden Wand. Hier kann sie ihn nicht sehen, aber neben ihn ins Bett setzen möchte sie sich auch nicht. Sie expandiert ihre Sinne, versucht, seine Seele zu erspüren, seine Gegenwart.

Die Stille ist massiv. Keine Geräusche, kein Geruch, einfach nichts. Sie wird selbst auch zum Nichts. Es ist, als würden sie beide meditieren, als würden ihrer beider Energien hier in diesem Raum miteinander verschmelzen zu einem großen Nichts. Sie weiß nicht, wie lange sie so auf dem Boden sitzt, im Schneidersitz, vielleicht eine Stunde, als plötzlich die Tür aufgeht und zwei schwarz gekleidete Männer mit Hüten hereinkommen. Sichtlich irritiert über ihre Sitzposition und ihre Ruhe. Es sind die Herren vom Bestattungsinstitut. Ihre Nummer war in seiner Krankenakte hinterlegt, das Hospiz hat sie angerufen, sie sind immer im Dienst, auch sonntags. Das Bestattungshaus ist die Empfehlung einer Freundin, die seien locker, nicht so spießig.

Nun also stehen die beiden Männer mit ihr neben seiner Leiche. Die besondere dichte Atmosphäre ist verflogen, seit die Tür aufgegangen ist. Weil seine Seele in dem Moment den Raum verlassen hat? Sie verdrängt den Gedanken, jetzt ist keine Zeit für Esoterisches, jetzt muss sie Entscheidungen treffen.

Wird gefragt, ob er noch umgezogen werden soll. »Nein, wieso?« Er sei so leger gekleidet, in T-Shirt und Jogginghose, normalerweise wollen Angehörige, dass der Tote im Sonntagsstaat im Sarg liegt. Sie nicht. Er soll so bleiben, wie er am liebsten herumlief.

Die beiden hieven ihn in einen mit Kunstsatinrüschen ausgekleideten schicken Sarg. Der leblose Körper scheint schwer zu sein, es sieht nach harter Arbeit aus, und er ist definitiv nicht leichenstarrensteif wie ein Brett. Plötzlich fällt ihr auf, dass sie doch einen einfachen Kiefernholzsarg bestellt hat. Wozu so ein Hochglanzschnörkelsarg, wenn er doch sowieso verbrannt wird?

Die Herren wissen Bescheid. Dieser »Show-Sarg« ist nur für die Überführung aus dem Hospiz in den Klimaraum des Bestatters. Von dort geht es ein paar Tage später zum Kühlraum des Krematoriums im Baumschulenweg.

Embryonic Rendezvous
The Soundtrack Of Our Lives

Nach seinem Tod findet sie zwei Dokumente auf dem gemeinsamen Computer. Die eine Datei trägt den Titel »The Soundtrack Of My Death«, angelehnt an die schwedische Psychedelic-Band The Soundtrack Of Our Lives, die sie beide verehrt haben, besonders deren Debütalbum, das Mitte der Neunzigerjahre erschien. Sie liebten die CD und auch spätere Platten der Band, selbst wenn diese nicht mehr durchgängig brillant waren. Sie machten damals sogar Gipsabdrücke ihrer Gesichter, frei nach dem Cover des dritten Albums *Behind The Music*. Sie wollte diese Abdrücke der ganzen Familie als Vierergruppe an die Wand hängen, den Ort wusste sie auch schon, aber die hohlen Gipsformen lagern immer noch auf dem Dachboden, für immer unausgegossen. Lag es daran, weil sie Totenmasken so ähnlich sind? Bis heute schreckt sie davor zurück, sich die Masken noch einmal anzusehen.

Die Datei »The Soundtrack Of My Death« enthält eine Liste von 14 Alben. Es handelt sich um die Platten, die er in der Zeit vor seinem Tod gehört hat, als er noch alleine zu Hause sein konnte, noch gut zu Fuß war und nicht im Rollstuhl saß. Er muss sie in den 17 Wochen zwischen Mai und August 2016 gehört haben. In einer Zeit, in der er sich vom Leben verabschiedete, in einer Zeitspanne zwischen Vormittag und frühem Nachmittag, in der er alleine war, in der er mit der Endgültigkeit klarkommen musste. In der er ohne Hilfe, ohne zu hadern und zu verzweifeln, sein Schicksal angenommen hat. Am 26. August um 15:21 Uhr hat er die Platten in dieser Liste für immer festgehalten. Haben sie ihm geholfen, sein Leben Revue passieren zu lassen? Hat er jedes Album eine Woche lang gehört oder abwechselnd jeden Tag ein anderes? Nur diese 14 von den Tausenden, die er zeit seines Lebens gesammelt hat? Ja, denkt sie, denn jede einzelne steht für eine wichtige Erinnerung. Sicher hat er, genau wie sie, viele Dinge vergessen, aber manche Erinnerungen tanzen eben bruchstückhaft durch den Kopf und lassen sich nie ablegen.

Als sie die Liste im Computer liest, ist sie über manche der Titel nicht überrascht, weil sie Bescheid weiß über seine Sozialisation, über die bedeutenden musikalischen Begleiter*innen des Heranwachsenden und des späteren Musikers, sie erkennt auch die Momentaufnahmen ihrer gemeinsamen Liebe. Weiß, warum die LP *Great Western Valkyrie* dabei ist, denn sie haben sie stundenlang im Auto gehört, sowohl auf der Hinfahrt als auch auf der Rückfahrt von *Wagner Reloaded* in der Leipziger Arena. Bei der gewaltigen Tanz- und Musikproduktion hat ihr Sohn als 19-jähriger Breakdancer mitgetanzt. Erstaunlich, dass kein Punk in der Liste ist. Wo er sich doch wie kein Zweiter in der Berliner Szene der Siebziger- und Achtzigerjahre auskannte, selber Punk war und Punkplatten das Gros seiner Sammlung ausmachen. Aber im Angesicht des Todes hat er andere Platten gehört, geradezu Gegenteiliges: die verwunschen-zarte Musik zu einer Fernsehserie, die sie gemeinsam angeschaut haben. Und schon damals hat sie sich gewundert, wieso ihm gerade diese Instrumentalmusik der schottischen Band Mogwai so zu Herzen ging. Die Musik zum gespenstisch-düsteren Film *Les Revenants*, in dem Verstorbene plötzlich wieder im Kreis ihrer Familien auftauchen. Ihr ist das Thema damals sehr fremd gewesen. Sie schaute nur ihm zuliebe mit. Hat ihn die Serie so gekickt, weil er sich in ihr schon damals wiederfand? Unbewusst? Die Liste endet mit diesem Soundtrack. Hat er die Platten in dieser Reihenfolge gehört? Hätte er die Liste noch fortgesetzt? Welche Alben fehlen noch? Sie wird es nie erfahren.

Eine zweite Datei befindet sich auf dem Computer, sie ist BEERDIGUNG betitelt. Er hat ihr am 14. September 2016, elf Tage vor seinem Tod, die Zeilen diktiert, weil er selbst nicht mehr schreiben konnte: »Ich möchte nach dem Tod eingeäschert werden. Nach der Einäscherung wünsche ich mir eine Seebestattung im Mittelmeer. Vor meiner Lieblingsinsel Gozo.«

Sie hat sich nicht daran gehalten. Noch nicht. Haben sie nicht damals seine Mutter bedauert, nachdem sein Vater gestorben und auf seinen Wunsch hin anonym beerdigt worden war? Wie Oma orientierungslos auf dem Friedhof saß und auf eine große grüne Wiese starrte, obwohl sie viel lieber gezielt ein Grab besucht und die Stätte gerne regelmäßig gepflegt hätte. Damals haben sie sich vorgenommen, dass nicht der Sterbende, sondern die Hinterbliebenen bestimmen sollten, wie Tote beerdigt werden. Denn sie sind es, die den Tod verarbeiten müssen, die mit der Leere weiterleben und lernen müssen, eine Sinnhaftigkeit darin zu erkennen. Ist diese Verabredung bei ihm in Vergessenheit geraten? Wegen seiner Krankheit?

An den ersten Teil seines Wunsches hält sie sich, er wird eingeäschert.

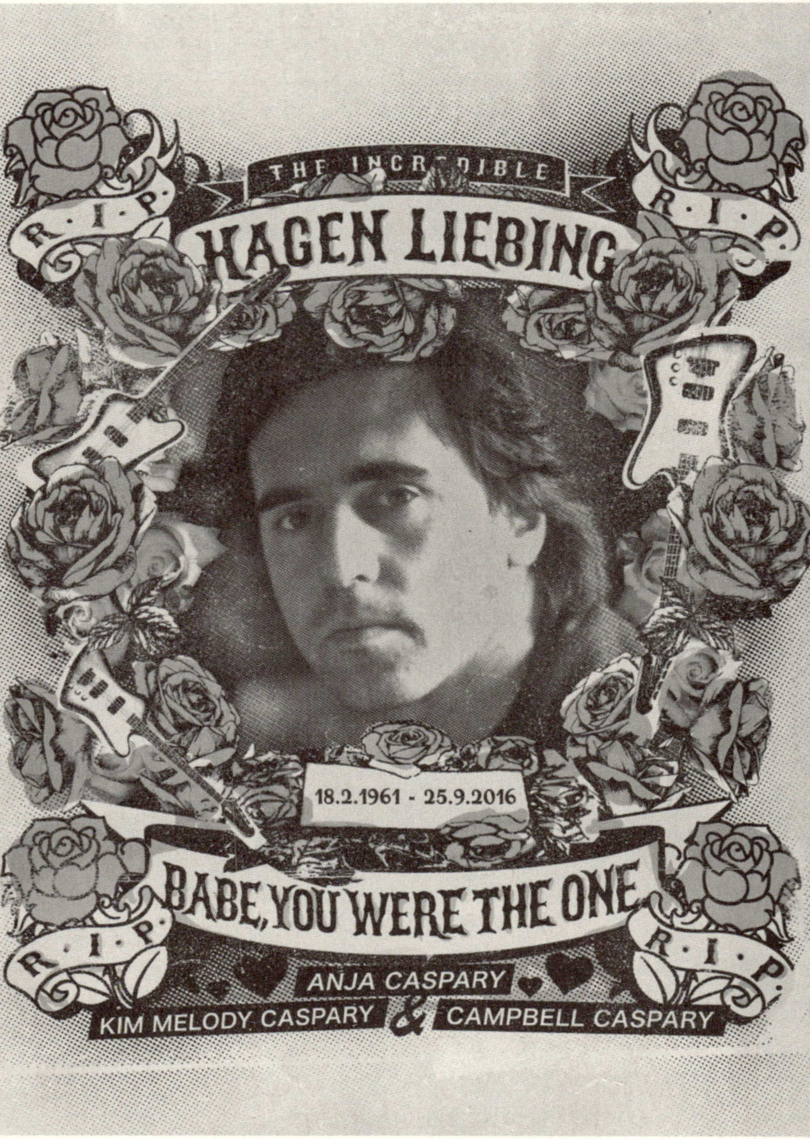
THE INCREDIBLE
R.I.P.
R.I.P.
HAGEN LIEBING
18.2.1961 - 25.9.2016
BABE, YOU WERE THE ONE
R.I.P.
R.I.P.
ANJA CASPARY
KIM MELODY CASPARY
&
CAMPBELL CASPARY

It's All Over Now, Baby Blue

Them

Nun liegt er im einfachen Kiefernsarg, tot. Nie wieder. Nie wieder wird er sich bewegen, nie wieder all das tun, was ihn ausmachte. Die Gedanken in ihrem Kopf wirbeln in der ewig gleichen Spirale umher: Warum haben sie bloß beide Krebs bekommen? Weil es ihnen zu gut ging? Weil sie über eine sehr lange Zeit glücklich waren? Zu glücklich? Schlägt das Schicksal dort zu, wo es einem zu gut geht? Als Rache, als Warnung? Sie sehnt sich zurück zur Sorglosigkeit ihres Lebens. Als sie beide bäuchlings vor dem Fernseher lagen und *Breaking Bad* schauten. Womöglich waren in ihren Brüsten und in seinem Hirn schon Herde, waren aus wenigen entarteten Zellen schon kleine Knoten geworden, aber sie haben davon nichts gemerkt, haben sich gut gelaunt aneinandergeschmiegt und gelacht, genascht, getrunken, sich angefasst, geliebt. Niemand wird sie je wieder so anfassen. War ihr Krebs zuerst da oder seiner? Oder beide gleichzeitig?

Zur Einäscherung und Trauerfeier kommen viele Leute. Sie hat keine Einladungen verschickt, aber es stand eine Anzeige in der Zeitung. Die schönste, die sie je gesehen hat, entworfen von einem befreundeten Grafiker. Frei nach einem Elvis-T-Shirt, das er damals in den Achtzigern oft auf der Bühne getragen hat und das auf einem Live-Doppelalbum verewigt ist. Und das seit Jahren in einem Rahmen zu Hause im Flur hängt. In der Traueranzeige blickt er anstelle von Elvis, von Blumen eingerahmt, ernst dem Betrachter ins Auge. »Babe, You Were the One.« Es haben offenbar viele mitbekommen, Hunderte sind vor Ort.

Sie kommt spät an im Krematorium, begleitet von den Kindern, nur einzelne Menschen nimmt sie richtig wahr, obwohl sie vielen die Hände schüttelt. Doch eine Gruppe fällt ihr auf, weil über ihr eine graue Wolke schwebt. Die Grauen sind seine Arbeitskollegen vom *TIP Stadtmagazin*. Sie haben ihn jeden Tag gesehen, er war Teil ihres Lebens. Sie müssen unter einem großen Schock stehen.

Obwohl sie gerne mit ihnen über ihn geredet hätte, werden sie sich später nicht bei ihr melden. Obwohl sie alle auffordert, es zu tun, tun es die wenigsten. Wahrscheinlich, weil sie verkörpert, wovor alle Angst haben und was jeder gerne ausblendet: Krebs und Tod.

Neben dem Sarg stehend, fängt sie an zu reden. Kein Fremder soll über ihn sprechen. Es muss ihm zur Ehre gereichen. Sie beschreibt ihre Liebe, ihr Zusammenleben, seinen Humor, seine Art, seine Intelligenz. Nicht chronologisch, sondern in Geschichten, wie sie ihr gerade einfallen. Sie weint dabei und lacht dabei, abwechselnd und zugleich. Sie wusste vorher schon, dass sie reden würde, aber der Inhalt kommt spontan und hat nur einen Sinn: ihr und ihren Kindern und der Welt zu erklären, was für ein besonderer Mensch er war. Ein starker, in sich ruhender, uneitler, feministischer, bescheidener, untypischer Mann. Sie redet lange, sie spürt, dass es gut ist, und fühlt sich wohl, so flankiert von ihren Kindern. Als sie fertig ist, fragt sie die beiden, ob sie auch etwas sagen wollen. Sie sind 14 und 22, sie haben keinen Vater mehr. Aber da stehen sie, so aufrecht und so schön.

Von Herzen wünschte sie, dass sie dies hier nicht hätten erleben müssen, ihre Liebe durchflutet sie grenzenlos. Der Ältere spricht, er sagt Dinge, die durch sie hindurchfließen, denn sie ist aus Wasser. Ätherisch, nicht von dieser Welt. Dann haben sie keine Worte mehr und setzen sich. Das letzte Lied läuft an. »It's All Over Now, Baby Blue«, der Song, in den er sich mit elf verliebt hat. Während Van Morrison singt, reißt plötzlich der bewölkte Himmel auf, und ein Sonnenstrahl taucht den Sarg in helles Licht. Metaphysische Zusammenhänge, die Sinn machen. Keiner wundert sich, dass an diesem Regentag, in dem Moment, in dem sich der Sarg hydraulisch absenkt, die Sonne herauskommt. Dann ist die Trauerfeier vorbei.

Ronny, der Bestatter, lenkt die Massen als einfühlsamer Profi nach draußen, innerhalb kürzester Zeit sind sie allein mit dem Sarg. Sie fragt, ob sie noch einmal hineinschauen dürfen. Es ist gar kein Problem. Da liegt er, seit zehn Tagen gekühlt, dennoch sind in seinem Gesicht braune Flecken. Die Verwesung hat schon begonnen. Arm in Arm sehen sie zu dritt zu, wie der Sarg ins Feuer geschoben wird. Stundenlang wird er dort brennen, und die Asche muss noch tagelang abkühlen, bevor sie in die Urne gefüllt werden kann. Die Urnenkapsel stellt sie zu Hause auf den Kaminsims. Den Deckel hebelt sie manchmal auf, um hineinzusehen: geruchlose Knochenbrösel, ein Zettel mit seinem Namen und einer Vorgangsnummer.

Sie stehen lange dort, zu dritt vor dem Ofen. Sie wollen keine Feier in einem Restaurant, keinen Umtrunk mit der Familie, sie genügen sich selbst. Irgendwann gehen sie zum Auto, der Parkplatz ist nun leer. Da steht er, ihr alter 3er-BMW, der auch langsam den Geist aufgibt, aber heute fährt er wie eine Eins und geht nicht aus. Sie fühlt sich leicht und durchsichtig, fast high, während sie ihre Kinder durch die Stadt nach Hause fährt, zu dem Haus, in dem für immer jemand fehlen wird. In dem jeder Sessel, jedes Buch, jede Platte an ihn erinnert. Es ist ein surrealer Moment, traurig, aber schön, als das jüngere dieser beiden weisen Kinder sagt: »Jetzt beginnt unser neues Leben.«

Hidden Track

Vier Jahre nach seinem Tod, fünf Jahre nach ihrer Brustkrebsdiagnose. Sie ist gesund, hält sich immer noch eisern an ihre Anti-Krebs-Ernährung: morgens ein frisch gepresster Gemüsesaft mit DMSO, Wasserstoffperoxid, Jod, rechtsdrehender Milchsäure, NADH, Grapefruitkernextrakt, Vitamin D und anderen Zutaten. Kein Zucker, kein Honig, nichts Süßes außer Obst, keine Milch, kein Gluten, kein Alkohol, keine Ausnahmen. Laufen, Schwimmen, Yoga, Radfahren, Eiskunstlauf, Wandern, Meditieren. Der Krebs ist nicht wiedergekommen. Der Heuschnupfen auch nicht. Sie plant nicht voraus. Lebt von einem Tag zum anderen.

Ohne Mann. Ist Single.

Aber das Motorrad ist noch da. Und die Trauer um ihn, in seltenen Schüben. Es hat mehr als drei Jahre, Ayahuasca und dieses Buch gebraucht, um über seinen Tod hinwegzukommen.

Ihre Kinder sind anders als Gleichaltrige, reifer, womöglich innerlich jung vergreist. In ihrem Beisein haben sie jahrelang nicht über ihn gesprochen. Jetzt taucht »Papa« manchmal auf, in einem Nebensatz ohne Probleme, als Hauptthema unter Tränen.

Unter der Oberfläche ist er ständig präsent.

Sie hat sich verändert. Ist stiller, konzentrierter. Das Überbordende, Temperamentvolle ist weg, ist einer unaufgeregten Gelassenheit gewichen. Denn nichts ist mehr schlimm. Stress? Befindlichkeiten? Wichtigtuerei? Neid? Gerede? Verrat? Ein Schulterzucken. Dringt nicht durch. Ist des Echauffierens nicht wert. Sie kann in einem Raum voller plappernder Menschen ganz alleine sein. Das hält sie aus. Sie gehört nicht dazu. Weil sie keinen Sinn für Oberflächlichkeiten hat. Sie hat auch keinen Drang mehr dazuzugehören. Sie steht mit einem Fuß woanders, in einer stilleren Welt. Das hat das Jahr, das alles veränderte, mit ihr gemacht.

Ihre Antennen sind feiner geworden, sie spürt Emotionen, Leid und Launen sofort, kann Menschen lesen. Und sie trösten. Sie motivieren und zum Lachen bringen. Dass sie anderen gegenüber neugierig und unvoreingenommen ist, hat sie sich bewahrt. Sie mag Menschen generell, berührt sie gerne, auch fremde.

Und sie hat nie Angst. Weder vor Veränderungen noch vor Gefahr. Nicht vorm Alleinsein, nicht vorm Älterwerden, nicht vorm Sterben. Neu ist das Bedürfnis, an die äußersten Grenzen ihrer körperlichen und seelischen Leistungsfähigkeit zu gehen, sie ist *reckless*. Will sie testen, ob doch noch irgendwo in ihr Angst steckt? Ist es Todessehnsucht? Ihre Tochter nennt sie waghalsig und schimpft mit ihr. Doch was wäre das Worst-Case-Szenario? Dass sie stirbt und ihn wiedertrifft?

Nein, sie hat keine Angst vor dem Tod. Sie will ihn umarmen, wenn es so weit ist. Sich nicht der kommenden Hilflosigkeit schämen, sich nicht wegen des ästhetischen und körperlichen Verfalls grämen. Sie wird allen ihre Verwundbarkeit und Abhängigkeit zeigen. Es soll ihr nicht unangenehm sein, andere um Hilfe zu bitten. Den Schritt über die Schwelle wird sie bewusst gehen. Ohne Schmerzmittel.

Eine große Dankbarkeit ist in ihr. Die sie überfällt bei Kleinigkeiten. Der Geruch der nassen Erde, das Zwitschern der Vögel, das junge Frühlingsgrün, das Schnurren der Katze. Dass sie nackt im See schwimmen kann, die Sonnenstrahlen auf ihrer Haut fühlt, Baulücken sich schließen sieht. Er kann es nicht mehr. Also lebt sie für ihn mit. Hat sie nicht sogar die Pflicht, das Trauma zu überwinden und sich am Leben zu erfreuen? Weil sie noch hierbleiben darf.

»Woher hast du diese Stärke?«, fragen manche. Niemand, der Krebs hatte und seinen Liebsten verloren hat, fühlt sich stark. Die Kraft, die sie hat, kam nicht erst durch das Leid, sie war schon vorher da. Sie kommt aus der Sicherheit, sich selbst zu kennen, genau zu wissen, was ihr Körper und ihre Seele brauchen. Deshalb gibt sie Entscheidungen darüber niemals an andere ab, sondern fällt sie selber. Und steht dazu.

Sie hat am eigenen Leib erfahren, dass es möglich ist, einfach weiterzumachen. Denn trotz aller Scheiße ist vieles schön. Wer kapituliert, beraubt sich der schönen Momente. Wäre sie nicht hier, würde sie diese schönen Dinge verpassen und irgendjemand wäre traurig. Und wenn es nur die Katze ist, die auf ihr Futter wartet und enttäuscht wird.

Sie weiß, dass sie nie wieder Krebs bekommen wird. Weil sie nie mehr so geliebt hat, weil sie nie mehr so lieben wird. Sie waren wie ein Organismus. Als sie sich die Brüste abschneiden ließ, kappte sie die Nabelschnur zu ihm. Danach übernahm seine Krankheit schnell und final. Wie lange sie ihn am Leben gehalten hat! Mit welchen Konsequenzen! Am Ende hat ihr Unterbewusstsein entschieden, dass sie leben und ihn loslassen muss. Sie konnten doch nicht beide gehen, wegen der Kinder.

Ist sie glücklich? Ja. Weil sie gelernt hat zu ertragen. Selbst das

Schlimmste, das sie sich vorstellen kann. Gelernt hat, sich nicht zu wehren, nicht zu zweifeln, nicht um sich selbst zu kreisen. Nicht zu denken. Wo nichts zu ändern ist, bleibt nur, es anzunehmen. Die totale Annahme. Nicht flüchten und den Rücken kehren, sondern sich stellen. Und durch den Schmerz gehen, physisch und seelisch. Und dann den Schmerz wieder auflösen, sich den Speer aus dem Herzen ziehen und die Lebensfreude wiederfinden.

Readings

Agus, David B.: *Leben ohne Krankheit.* München 2011.

Alix, Jean-Claude: *Es geht um eine Zukunft ohne Krebs.* Baunach 2007.

Barth, Nadine (Hg.): *Amazonen – Das Brustkrebsprojekt von Uta Melle.* Heidelberg 2011.

Béliveau, Richard / Gingras, Denis: *Krebszellen mögen keine Himbeeren. Nahrungsmittel gegen Krebs.* München 2018.

Boyer, Anne *The Undying: A Meditation on modern Illness.* London 2019.

Cowan, Thomas: *Cancer and the new Biology of Water.* White River Junction, Vermont 2019.

Dethlefsen, Thorwald / Dahlke, Rüdiger: *Krankheit als Weg.* München 1989.

Dörrie, Doris: *Leben, schreiben, atmen.* Zürich 2019.

Enders, Giulia: *Darm mit Charme.* Berlin 2014.

Gerson, Charlotte / Walter, Morton: *Das große Gerson-Buch. Die bewährte Therapie gegen Krebs und andere Krankheiten.* Immenstadt 2012.

Halbleib, Susanne / Lindt, George, u. a.: *Mein Lieblingslied, Songs und Storys.* Frankfurt am Main 2005.

Issels, Josef Dr.: *Ganzheitliches Konzept der Krebstherapie.* Basel, Zürich, Roßdorf 1985.

Janov, Arthur: *Der Urschrei. Ein neuer Weg der Psychotherapie.* Frankfurt a. Main 1982.

Jopp, Andreas: *Risikofaktor Vitaminmangel.* Köln 2017.

Kaléko, Masha: *Das lyrische Stenogrammheft: Kleines Lesebuch für Große.* Hamburg 2011.

Knef, Hildegard: *Das Urteil*. Wien 1975.

Lemole, Gerald Dr./Mehta, Pallav Dr./McKee, Dwight Dr.: *After Cancer Care*. (Deutsche Übersetzung). Weinstadt 2016.

Liebing, Hagen: »Unter die Haut«. In: *Der Tagesspiegel*, 17. 12. 1991.

Möller, Michael Lukas: *Die Wahrheit beginnt zu zweit. Das Paar im Gespräch*. Reinbek 1990.

Mukherjee, Siddharta: *Der König aller Krankheiten*. Köln 2012.

Sandberg, Sheryl: *Option B*. Berlin 2018.

Seeger, Paul G. Dr. Dr.: *Biologische Krebsabwehr*. Wiesbaden 2014.

Seeger, Paul G. Dr. Dr.: *Leitfaden für Krebsleidende und die es nicht werden wollen*. Basel, Zürich, Roßdorf 2016.

Servan-Schreiber, David: *Das Antikrebs-Buch*. München 2008.

Sogyal Rinpoche: *Das tibetische Buch vom Leben und Sterben*. München 1996.

Sparleanu, Catalina Dr.: *Ernährung und Lebensstil können Brustkrebs verhindern*. https://www.diet-health.info/de/100122/papers/6264/gesundheit/ernaehrung-und-lebensstil-koennen-brustkrebs-verhindern

Tirala, Lothar Gottlieb: *Heilatmung. Gesundheit ohne Medikamente*. Markt Aindling 1997.

Walker, Matthew: *Why we sleep*. London 2017.

Wolf, Doris Dr.: *Einen geliebten Menschen verlieren*. München 2015.

Yogananda, Paramahansa: *Autobiographie eines Yogi*. Self-Realization Fellowship/Los Angeles 1950/1998.

Yogananda, Paramahansa: *Wissenschaftliche Heil-Meditationen*. Self-Realization Fellowship/Los Angeles 2000.

Credits

Campi und Kimi

Bettina Eltner, BB, Hilla Tilpe, Connie Kallweit,
Annette Baukes-Neichel, Jasmin Kassem, Regina Hahn,
Eva Mair Holmes, Dorit Jeschke, Iwona Klosowski, Runa Liebe,
Marco Koch, Dr. Ralf Heinrich, Doris Dörrie, Bettina Rust,
Viv Albertine, Maxim Leo, Meryem Celik, Gerlinde Unverzagt,
Björn Krüger, Annika Line Trost, Sebastian Rohde,
Sigrid Landgrebe, Flake, Jenny Rosemeyer, Wolfgang Doebeling,
Robert Skuppin, Holger Kuntze, Christine Heise, Angelika Kühn,
Boris Kühn R. I. P., Swami Sri Sivan Namboothiri, Annette Graff,
Dexter Keehn, Tina Wallace, Connie Walther, Dagmar Reim,
Diana Doko, Sven Haeusler, Ulli Liebing, Dr. Lars Nill,
Amanda Palmer, Torsten Lösch, Patricia Schlesinger,
Martin Rabitz, Dr. Christine Labitzke, Uwe Langnickel,
Stephie Genzel, Rabbit Mars, Tommi Schonk, Regine Felgentreff,
Thorsten Felgentreff R. I. P., Bea Knop, Haik Skupin,
Die Hiddensee-Connection: Ada, Amy und Bennett, Ute Fritsch,
Claudia Jakobshagen, Stumpen, Bobo, Lena Marie Haring,
Dieter Caspary, Axel Caspary, Julia und Andrea Caspary,
Bärbel Kicska, Eberhard Rebbitz, Rolf Kunz, Annette Apel,
Dr. Alexandra von Palombini, Hagen Hildebrandt,

Bernhard Groth, Lars Teichmann, Arielle Troß,
Kai-Uwe Heinrich, Alon Cohen, Peter Auerbach, Roman Lipski,
Sven Helbig, Petra Streich, Dr. Julia Onken,
Familie Schmitz-Zumloh, Familie Schachinger, Corinna Ebinger,
W.-R. Borchardt, Stephanie Platow, Dr. Rolf Jütte, Birn Jütte,
Birgit Fordyce, Rammstein, Laura Clemenz, Susan Rosin,
Patrick Wengenroth, Claudi Gerth, Theyyamma Myladoor,
Hans-Joachim Seitfudem, Aditya Sharma, radioeins vom rbb,

Hagen Friedrich Liebing R. I. P.